水喝对了自然瘦

[韩]五嘉茶韩方茶研究所 著
[韩]韩东河 监制　李嘉文 译

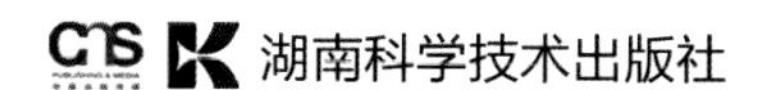

序言

所有的长胖、掉肉皆因习惯而起，并非今天多吃了一点就会长胖，也并不是明天什么都不吃就能瘦身。人们经常不顾这一真理，错误地以为“饿几天就会暴瘦了吧”，“哎，今天又暴饮暴食了，会胖死”，总是试图服用抑制食欲的药物和脂肪分解剂，或者利用单一饮食法来瘦身，结果却是体重不断反弹。也有不少人希望通过高强度运动以达到短期内明显瘦身的效果。

这样一来，人们往往容易忽视吃多少就得消耗多少的原则和节食带来的副作用。这样做不但不能达到瘦身的目的，而且容易让人养成吃什么都胖的虚弱体质。

为什么会这样呢？少吃多运动就能瘦，不是太正常不过的事了吗？

现在，请试着想想这几个问题："我为什么会长胖？我什么时候能瘦下来呢？我有什么习惯？"你能回答这些问题吗？你对自己的身体足够了解吗？没错，笔者认为对于想减肥及需要减肥的人来说，首要任务是"了解自己的身体"。

在不能正常新陈代谢和缺乏能量的状态下，强行减肥就不是"瘦身"了，它意味着"消耗体力和活力"。全面了解自己的身体和饮食习惯，才能在精力充沛的状态下开始健康减肥。而我们每天喝的水正是这些的起点。多种实验均已证明，减肥的基本准则是以蔬菜和蛋白质为主食，并适当地摄取水分。水分摄取得当，可以帮助身体排出废弃物，更好地进行新陈代谢，因此不论选择何种减肥法，"怎样喝水"都必须引起重视。但倘若每天只喝白开水或纯净水，难免会太寡淡无味，从而又将人推入饮料和垃圾食品的沼泽。

本书将教会您怎样根除瓶装、罐装饮料和垃圾食品的诱惑，并为您介绍许多款营养丰富的自制饮料。这些不仅仅是单纯的纯净水，还有瘦身茶饮、健康美味的果汁，以及具有消肿排毒功效的健康浓缩汁。正如"瘦身的基础是水分"所说的一样，只有身体充分吸收了足够的营养，才能为运动提供充足的能量。在这种情况下进行的瘦身才能被称之为是有效果的。

笔者认为，只有摒弃"越瘦越好"的强迫症观念，在充分了解自己身体机能的情况下，选择适合自己生活习惯的瘦身方法，并加以适当的运动，才能维持一辈子的好身材，成为健康又美丽的人。

五嘉茶韩方茶研究所代表

崔胜允

目录

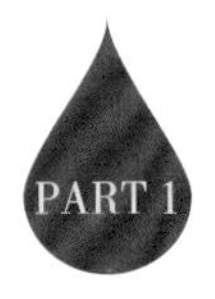

探秘自身，才能享瘦

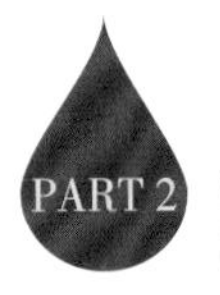

给你身体创造奇迹的48种饮品

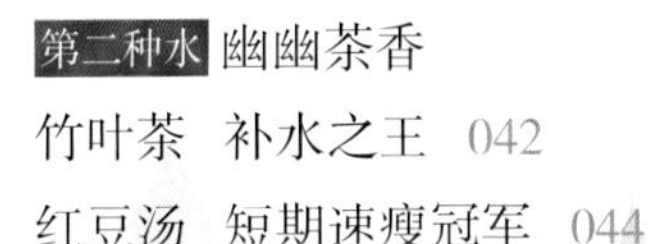

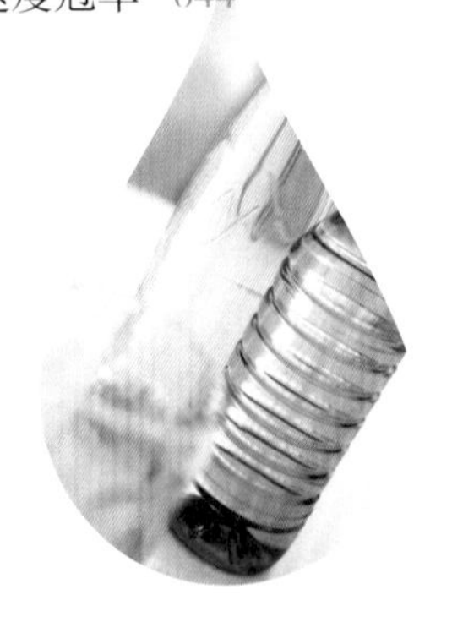

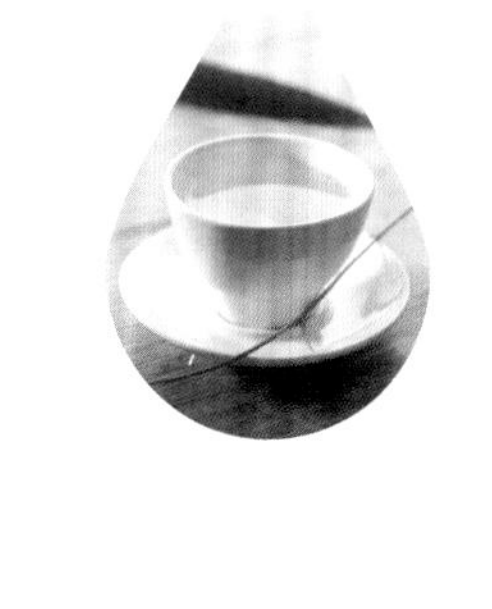

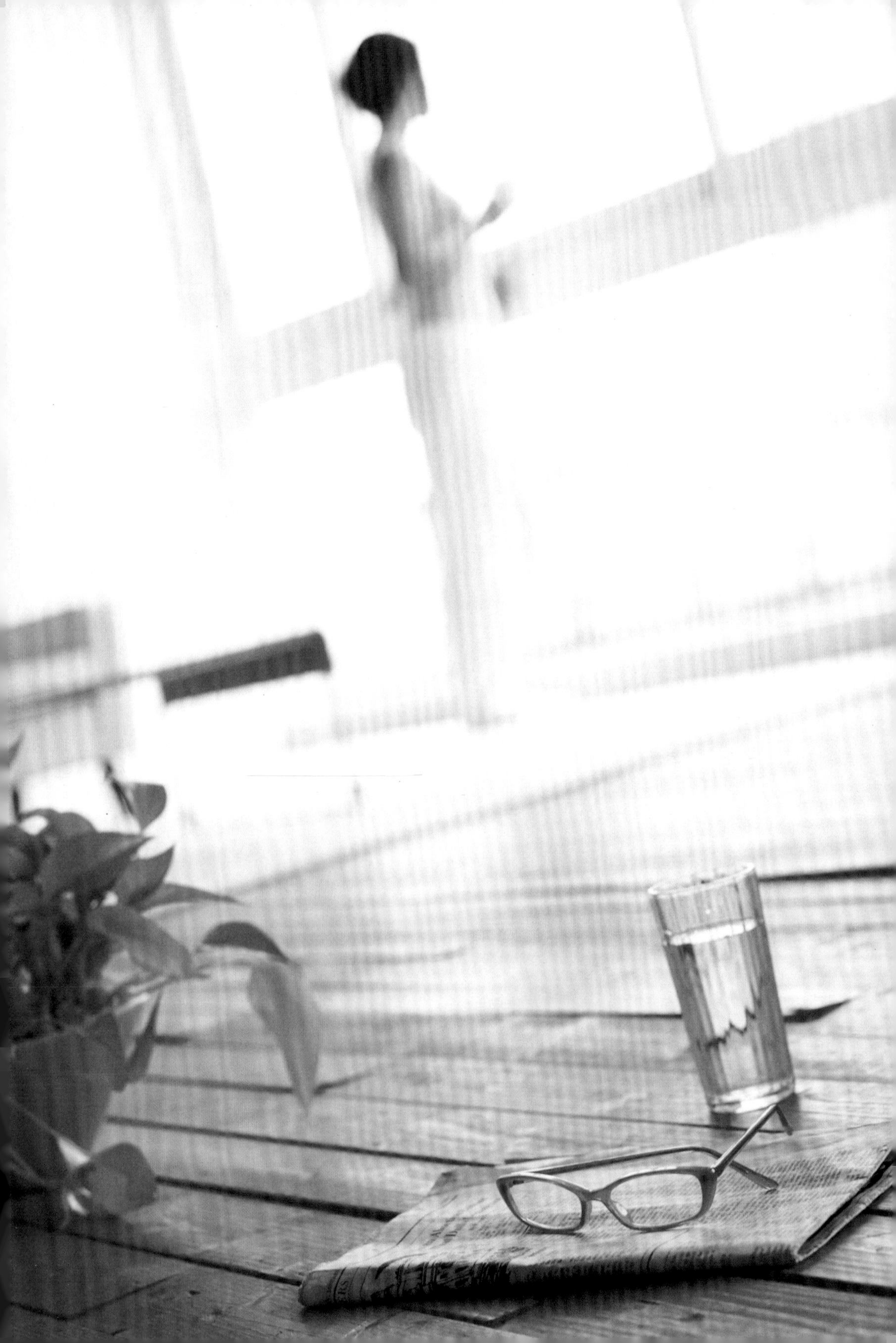

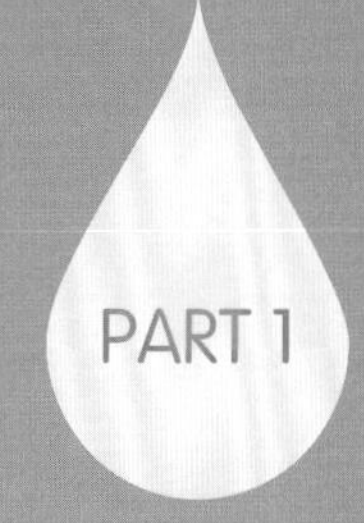

探秘自身，才能享瘦

倘若把“打造健康的身体”作为瘦身的目标，并不断努力的话，体重自然能减轻。若每天纠结于“啊，今天怎么一点都没瘦啊”或者“嗯？怎么不瘦反而还长肉了呢”，只能徒增烦恼和压力。我们是否能断定只要体重减了，脂肪就少了呢？当然不是 。瘦身并不在于重量。请不要再纠结于体重的数字，不要再被它迷惑了。

你正在进行的危险瘦身方式

无论胖瘦，似乎世界上没有女人不在瘦身的。能够不顾一切，尽情享受美食的人基本没有。因此各种瘦身方法、瘦身秘籍应运而生。伴随着每天不断产生的瘦身方法，只要哪种一流行，并将引起一场狂热跟风。人们前赴后继地往里面砸钱，投入精力，时间一长，见到没效果，又纷纷摇头，继而转投下一个瘦身方法热潮里。但不能否认，就此成功的人也有。可是为什么总是眼看着别人一个个瘦成一道闪电，我却不行呢？

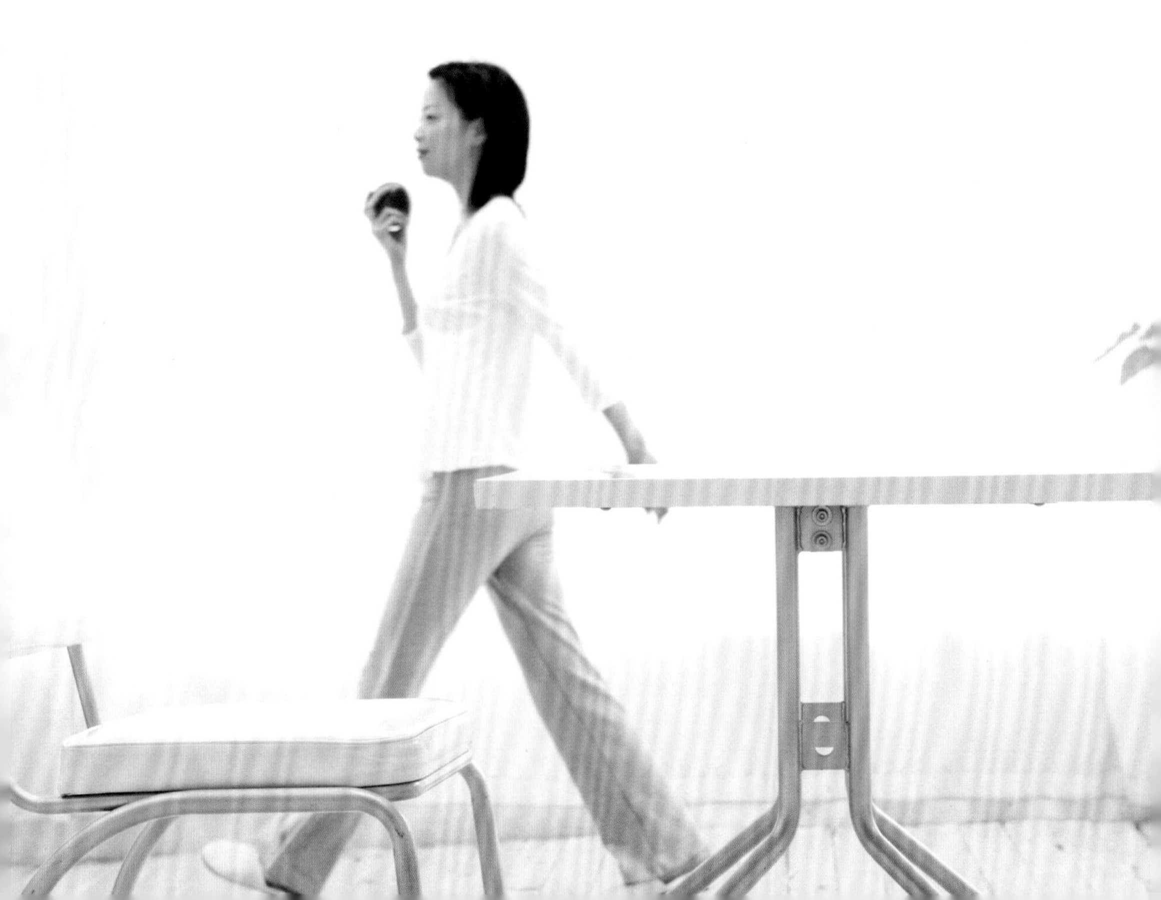

别被体重的数字欺骗

“只要跟着做，包你一个月瘦5kg”，“不用节食，你一样能瘦”。

相信这些话谁都听过，也半信半疑过。你是否也常想“要是那样的话，我好像也能坚持下来，只要熬过这段艰苦时期，就能变瘦变美啦”？但事实是，理论上可行的瘦身方法，实践中却不可行。下定决心开始以后，最后也可能因为三分钟热情而草草收场。但是瘦身失败的原因真的只是因为你意志不坚定吗？

我们经常会因为某天觉得好像长胖了，就立刻跑去称体重。看到数字没有变的话，就立刻长吁一口气。若是数字变大了，不管三七二十一，立马投入瘦身中，跟随当时流行的减肥方法，胡乱减一气。最后再重回体重秤，看到掉了几千克就立刻欣喜万分地庆祝瘦身成功了。殊不知这耗费了大量时间和金钱减下去的，到底是脂肪还是不该减的水分呢？这边你在因体重掉了高兴的同时，却不知道另一边自己的身体又回到了重新长肉的状态中。

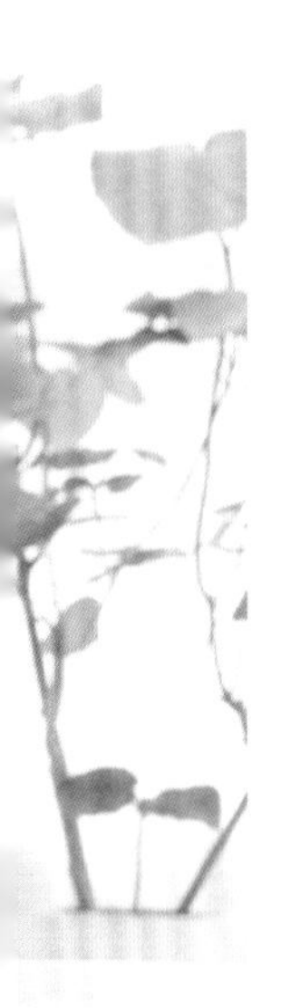

现代人太在意体重这回事了。无论是脂肪，还是水分，又或者是身体里的其他营养成分，只要能减轻体重的，一律都会被认为是瘦身成功了。大部分的瘦身方法都不顾及这点，利用人们希望在短时间内迅速瘦身成功的心理，吸引了大量关注。人们往往被这种体重减少的谎言所欺骗，在复食阶段，身体重新摄取被减掉的营养，又长出了新肉。随后就又陷入了“长胖—减肥—长胖”的死循环。大部分人做错的都是这件事，都觉得“长了多少肉体重就会增加多少，瘦了多少体重就该减多少”。实际上，人们该做的应该是养成易瘦体质。

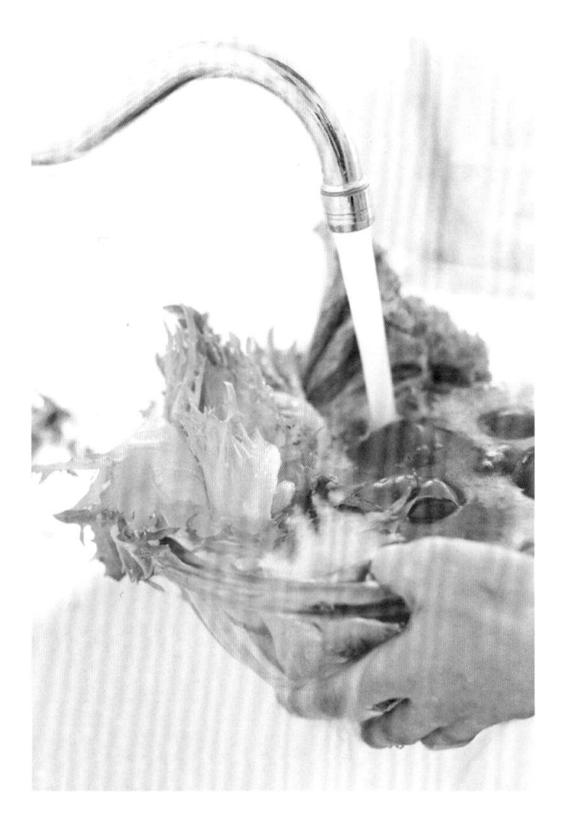

瘦身并不意味着瘦成干瘪的身材，而是应该塑造健康的身体。当今社会为了变美不惜用一切办法变瘦，倘若让人们为了健康而瘦身，恐怕没几人能听得进去。只是若以健康为目标去瘦身，反而能自然而然地瘦下来，得到更好的效果。为何要执著于今天瘦了多少，明天胖了多少呢？并不是体重轻了，脂肪也就没了，体重并不是衡量胖瘦的唯一指标，请不要再被它骗了！

节食当然最快最方便

在决心瘦身开始，最重要的是搞清自己的基础代谢量。基础代谢量是人每天即使在不进行其他活动也能够维持身体机能、进行消化、排毒等器官活动时，所需要摄取的能量。现在在网上只要输入身高和体重就能查到基础代谢量的值。一般成人介于1200~1500kcal。如果需要更进一步的了解，可以去家附近的保健所或是健身馆通过检查得知。

但是未能正确了解基础代谢量这一原理的人也有很多。

去年年末聚会时的一件事令我印象非常深刻。大家围坐在一起聊天，自然脱不了健康问题。都是些“什么江南有个健身所很好啦”，“最近又出了什么健康食品啦”，“有什么东西能溶脂”之类的对话，大家纷纷感叹要进行健康投资，好好管理自己的身体了。这时，坐在我对面的一位女士突然认真地说“不吃是比什么都有效的最好办法了”。当时我虽然当做是玩笑话听听作罢，但为现在还有这种想法的人存在而感到痛心。

选择“万饿至上”的人总会解释说，不吃东西的时候，为了维持身体机能，以前身体里储存的能量自然会被消化，从而达到瘦身的目的。快走一小时消耗的热量是100kcal，与其饭后拼命运动，不如不吃一天就能消耗1200kcal的热量来得快、来得有效果。这个解释听上去似乎没什么不对的。既然没吃东西，那消耗的必定是以前堆积的能量。可是大家有没有想过，消耗的不一定是你的脂肪，而有可能是我们身体必需的营养成分，这么做很有可能直接危害到我们的健康呢？

人每天必须有一定量碳水化合物、脂肪、蛋白质、酵素、维生素和矿物质等的摄取。挨饿等极端方式所带来的是身体的危机感。为了多活一天，大脑会发出要活下去的信号，开始储存脂肪，排出其他营养成分。这种恶性循环持续下去的话，虽然体重能减下去，但是无法得到一个健康的身体，有曲线的身形。事实上，那位主张节食最管用的女士，即使穿着华服，发型妆容考究，也依然掩饰不了她干瘪的身材、松弛的肌肉和皮肤。这样即使拥有了自己满意的体重，在其他人看来一点美感也没有的话，还有什么意义呢？

除此之外，达到自己满意体重以后，开始复食的话，身体会发出“说不定哪天又会挨饿”的信号，自动把热量转化为脂肪，体重又会自然上升，反弹更是不可避免的了。现在就立刻抛弃挨饿就能瘦的想法吧。只有开始正确的饮食调节才是迈出正确瘦身的第一步。

“单一饮食法”减重的原因

我们可以通过摄取食物以供给身体需要的热量。“不节食的话，身体会一直有能量摄取，并不会因为挨饿而死。”我们吃的东西一部分转化为能量并储藏起来，一部分排出体外。通过现在进食的东西，先储存了身体必要的营养成分，以后再摄取食物，得到平衡就行了。那么是否节食不行，单一饮食法就可行了呢？听起来似乎保证每天有最基本量的热量摄取就行了，但是仔细思考下来，单一饮食法是不亚于节食法的错误认识。

主张单一饮食法的人说：“既不是节食，又能保证每天的基本能量摄取。何况现代社会生活如此之忙，怎么可能三餐不同地全吃好呢？单一饮食法在保证能量摄取的同时，还能达到瘦身的功效，何乐而不为。”听起来挺像那么回事的单一饮食法其实会造成偏向营养摄取。要想身体感受不到生存危机，就要均衡地摄取各种营养。只吃一种食物显然不能满足这一要求。如果谁知道哪里有这样

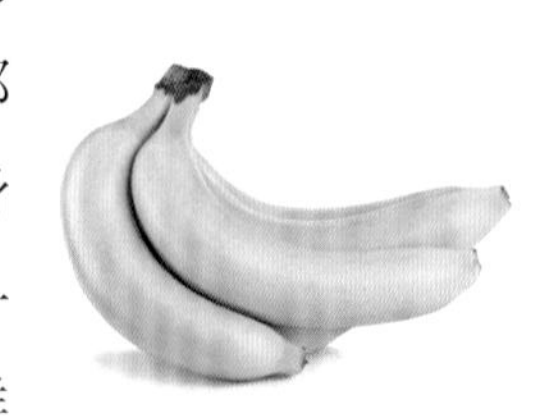

食物，劳烦向大家介绍一下。

让我们用香蕉来举个例子。香蕉因其热量低，富含多种维生素、矿物质和膳食纤维，成为瘦身的代表食品。然而有多少人知道长期只吃香蕉极有可能便秘，造成代谢问题呢？热量低只是相对于一般的米饭而言，只是吃一两根的话，相较于其他水果，香蕉的热量算是高的了。艺人和模特经常会在演出、比赛等重大活动前，用香蕉代餐，以求得迅速瘦身效果。但是一般人不知这一情况，一味地采用这种单一饮食法，只会使健康亮起红灯。

世界上为何存在多种多样的食材，为何食物味道各异？这些都是因为人们不能只依赖一种营养成分就能活下去，只能通过摄取多种食物，获得均衡营养的大自然的规律。身体需要的不是吃过没有，而是有没有均衡地吃。

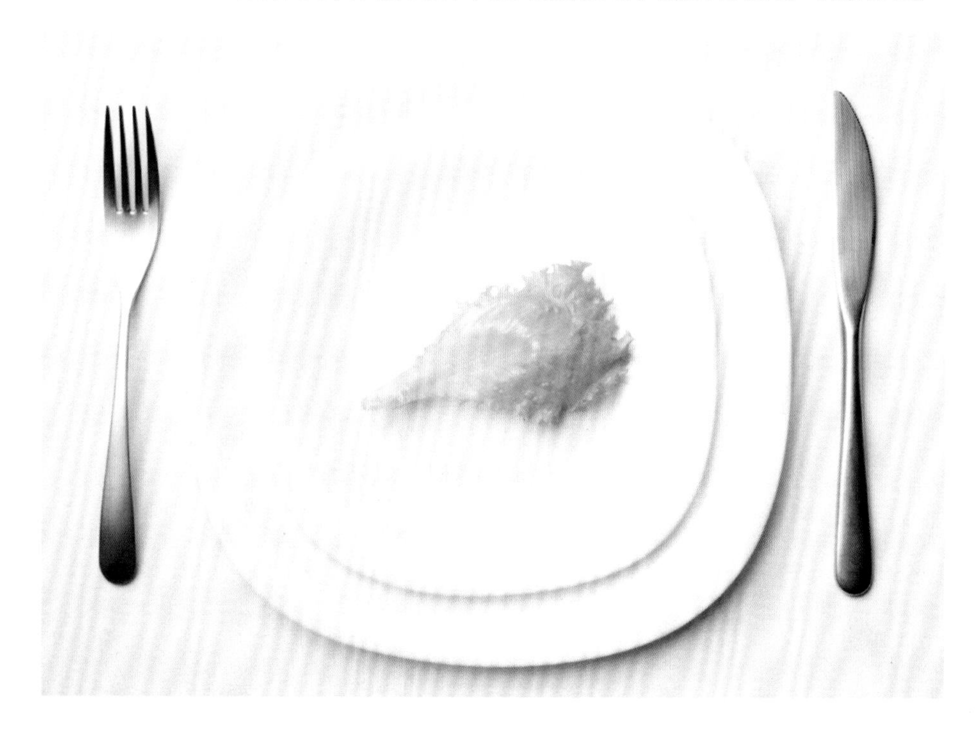

无计划地少吃，多运动是明智的吗

食疗和运动。现有的瘦身书籍多是关于如何能尽量少地摄入热量，如何简单地多运动。决心要减重的话，不管用哪种瘦身法都得将食疗和运动并用。但若是理解成食疗只是无计划的食疗，运动也只是消耗少量热量的话，就大错特错了。只是那样的话怎么可能健康地瘦身呢？

我们身体所需要的食物可以分为大量营养素和微量营养素两大类。大量营养素是指碳水化合物、脂肪、蛋白质，主要通过米饭、肉和面包等主食获得。微量营养素是指维生素、无机质等，主要通过蔬菜、汤和水果等获得。长肉的原因正是因为营养素摄入过多，微量营养素摄入不足引起的。炸鸡、比萨等油炸食品的热量非常高，身体在储存了基本能量之后，把这些热量都转化成了脂肪。因此，控制米饭和肉类等大量营养素的摄入量，相对多摄入一些汤和蔬菜等里面的微量营养素才是正确的食疗方法。无条件地减少食量，造成因饥饿难耐而瘦身失败的例子屡见不鲜。因此，挑选适合自己的均衡饮食，制造饱腹感，成为瘦身成功的又一要因。

和食疗同样重要的是运动。吃了多少就要通过运动消耗相应的热量，以达到消脂的目的。大多数人选择去健身房运动。可是又因为工作忙，加上特意抽出时间过去反而更容易产生疲惫之感，不去的情况反而更多。所以从刚开始就应该从小处做起，一点一点地增加运动量，不要给自己太大压力。例如，多走楼梯，不乘电梯；可以站着就别坐着；提前几站下车，多走走路；等等。这些都是能帮助我们消耗热量，又不会感觉太累的方法。

有些人觉得“我实在是不想运动，那就少吃点，调整饮食结构好了”。这种情况下，可供选择的低脂食物太少，往往会造成很大压力，从而导致瘦身失败。即使坚持下去了，消脂成功了，也会因为缺乏运动造成肌肉松弛，影响美观。由此可见，运动是非常必要的。

还有些人正好相反，他们觉得“反正我会大量运动的，那我吃多少都无所谓”。想要毫不忌口地吃，每天必须保证超长时间的运动量。高强度运动量又会造成疲倦之感，更易使人放弃。每个人的体质都不同，应该在充分考虑自身情况下，在食疗和运动中谋求平衡。

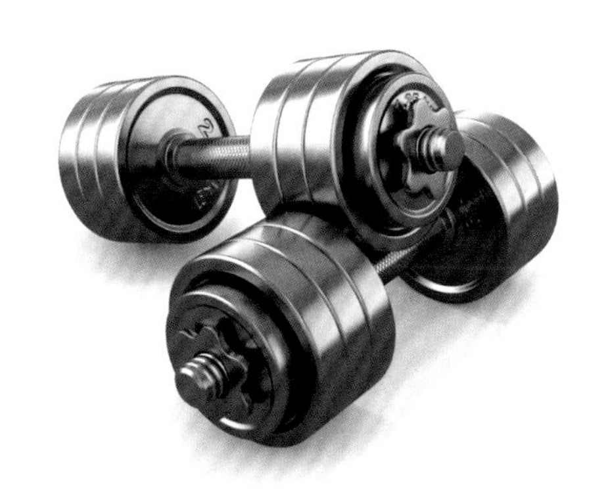

肥胖是一种习惯病

早饭？能吃最好，可是没时间

每天早晨，我们都未能从前一天的疲劳中醒来。眼皮也睁不开，似梦非梦的，身体像灌满了铅一样重。本应关掉该死的闹钟，开始新的一天，可是身体却总也醒不来。还不如不吃早饭多睡一会儿呢。即使只能多睡10分钟，再让眼睛多闭上一会儿，身体再躺一会儿也是极好的。一定要等到最后一个闹铃响了，才火急火燎地准备起床。拥堵的上班之路，好好准备早饭的时间自然是没有的，在床上磨磨蹭蹭的，更是连吃早饭的时间都没了。人们略过早饭，继而挑选能快速下咽的面包、牛奶等食品。这种方式比起饱腹感，得到的是“早饭已经吃过了”的自欺欺人的想法。与之对应的就是常常不一会儿又感到饥肠辘辘了。

韩国健康协会指出“不吃早饭是长胖的一大原因”。人们通常认为晚上不过是睡了一觉，也没干其他事，但是人在睡觉的同时，其实也在消耗能量。熟睡时，身体要维持体温，各器官都在运作，血液循环，消化剩余食物，还要做好早上起来把废物排出体外的准备。正是因为心脏仍在有规律地跳动，才使得我们在熟睡时，即使不动不进食，生命也得以维持。就像不说二话，默默做完所有家务的妈妈一样，我们的身体器官也在不知不觉中忙碌地工

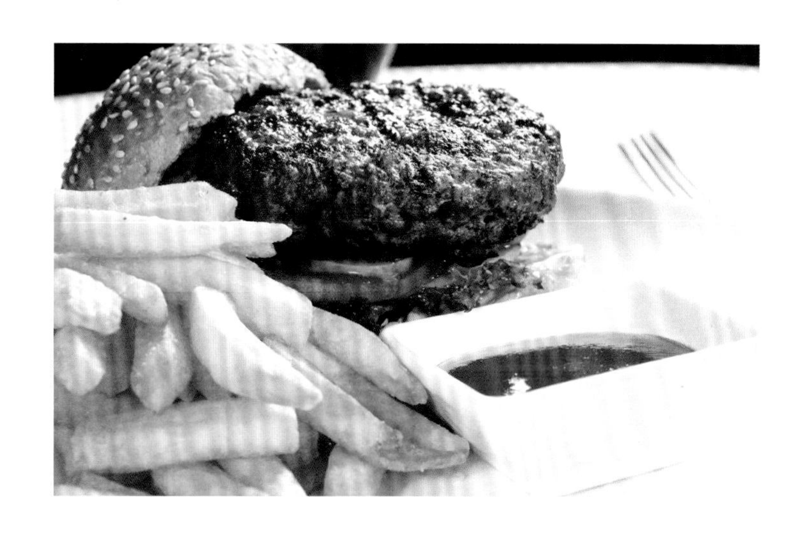

作着。所以起床后补充晚上消耗的能量就显得尤为重要了。早晨一定要吃得好，才能为身体提供一天运动所需要的能量。

令人遗憾的是大部分人总是忽略这一事实。即使知道早饭的重要性，也会用时间不够等借口搪塞掉。早饭马虎了事，就算使出吃奶的劲儿让身体运转起来，也往往事与愿违。尤其对大脑来说，葡萄糖是思考和集中注意力的必要条件，一早开始陷入缺乏营养的境地，对工作和学习都是百害无一利的。

到了中午，饥饿难耐，人们想着“中饭和晚饭时一定要把早饭吃回来”，走上暴食的歧途。只是错过的公交车就是错过了，怎么可能再来呢？即使中饭和晚饭再怎么丰盛，也无法弥补早饭的空缺了。暴食只会让身体觉得“早饭时间早就过了，现在太阳都下山了，吃什么早饭呀”，然后把多余的热量都转化成厚厚的脂肪。

事实上大家都知道早饭的重要性，但是真正引起重视的却没几个。早上太忙，没时间是最大的问题。不过若是前一天准备晚饭时顺便准备好第二天早饭的材料也是不错的选择。其实时间不够只是借口而已，我相信大家有想做好的决心就一定能解决的。

一天一杯应该没什么大不了的吧

吃完中饭，肚子也饱了，大脑也接收到了葡萄糖的信息，自然困意袭来。按照惯例，人们往往会来一杯咖啡。咖啡不仅价格和中饭差不多，就连热量也不容小视。“一天就一杯没什么大不了的吧”是一般共识，但是只要戒掉这小小的一杯，瘦身效果也是大有提高空间的。

人们总是觉得一杯咖啡没什么，但是你可曾想过和咖啡一起吃的蛋糕、曲奇，还有那些不知不觉吃下肚的小零食的热量有多惊人？虽然开始的时候你想的可能是就吃一块吧，就喝一杯吧，可是吃着吃着，最后你会猛然发现，“嗯？怎么一包全没啦。”零食就是会让你有一种吃点没什么的错觉，然后等你发现时，热量就已经爆表了。

咖啡很早就被证明了可以防治心脏病，咖啡因也被认为是防治血管硬化，防治高血压，延年益寿的良药。饭后一杯也被认为是情理之中的。只是现在街上咖啡馆林立，每家店从咖啡豆的选取到烘焙的程序各不相同，咖啡的种类也多种多样，在琳琅满目的咖啡中，我们应该喝什么样的咖啡，喝多少咖啡呢？对比现在连锁店提供的咖啡量，其实我们每天应该摄取的只是25~50mL的原豆咖啡。是不是比你想象中的要少很多呢?

另外，我们在不知不觉间喝下肚的饮料也不可小觑。先不说一周，暂且只记录一天中你所摄入的食物，也能帮助你了解到除正餐外，摄入的饮料和零食量。无意识下摄入的饮料和零食量往往是非常惊人的。就像喝了一杯咖啡或者碳酸饮料下去，你一定会觉得嘴里涩涩的，又转而投向其他清爽的饮料和零食的怀抱。这就是连锁反应。

咖啡具有非常强的排水作用，有时会过多地排掉身体里的水分。我们曾做过这样一个实验。召集三位成年男士，分别给他们等量的2L的茶、咖啡和水，让他们随时饮用。实验结果表明，除了喝水的那位男士以外，其他两位男士排出的小便量都比饮用的液体量多。尤其是饮用咖啡的男士，排出了大量的水分。这都是因为咖啡因的作用。

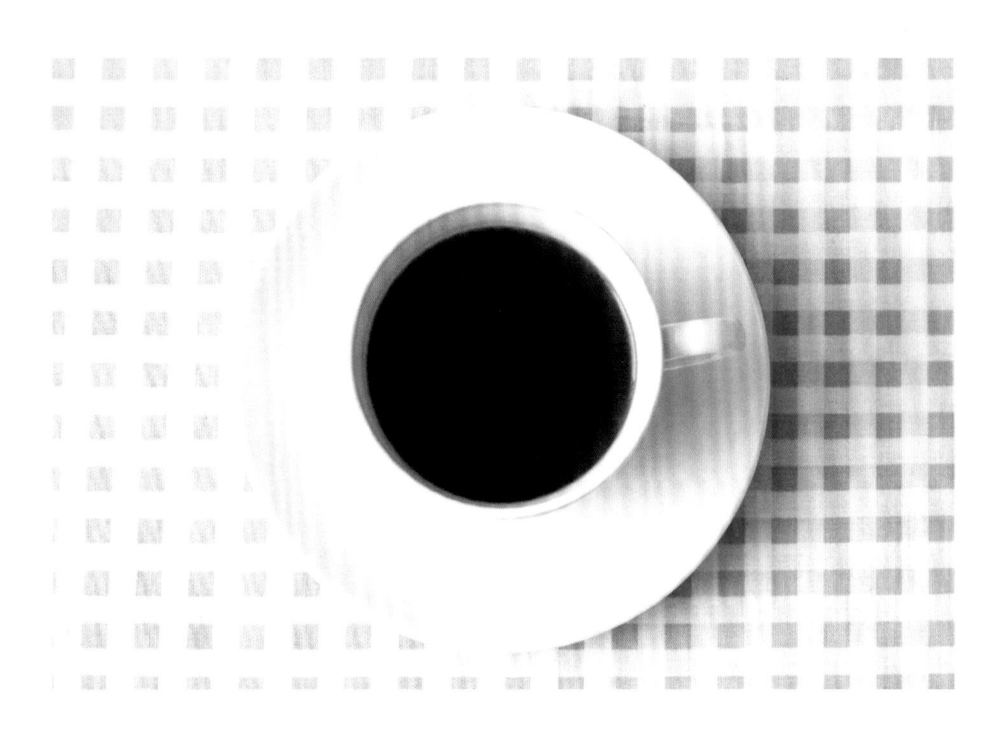

咖啡因除了众所周知的易上瘾以外，过多饮用还会引起脱水的情况。我说这话不是让大家都远离咖啡，而是想提醒大家注意饮用的量，利用好咖啡因的正面作用。

辛苦了一天，晚上吃顿大餐吧

我们都喜欢在劳累了一天后，用晚餐犒劳犒劳自己。相比忙碌的早餐时间和紧凑的中饭时间，晚餐显得格外自由，疲惫了一天的身心也得以放松。一到晚餐时间，我们总是想着辛苦了一天，一定要好好吃一顿才对得起自己，这种想法非常容易让我们在不知不觉中饮食过量。特别是和朋友有约时，饭店的餐食总是添加了许多味精等调料，味道自然鲜美无比，这时就算菜单上有低卡食物推荐，习惯了浓郁口味的我们还是会不由自主地选择易胖的食物。

晚餐吃得少，但是经得起宵夜诱惑的人又能有几个呢？曾经有人直言说半夜饥饿难耐，吃宵夜已经成为自己的一个习惯。其实不吃宵夜，我们的身体还是能挺住的。只是当宵夜成为一种习惯，到时间点大脑就会发出“现在是宵夜时间啦，虽然不需要额外摄入能量，但是昨天前天大前天都吃了，今天总不能例外吧”的信号，指挥着我们开始罪恶地吃食。基本上早晨没有饥饿感的人们要么就是前一天晚餐吃太多了，要么就是宵夜吃太多了。在这种不自觉的情况下，继续吃宵夜的话，想不长胖都难。

反观一天中的时间段，上、下午活动量都比晚上的活动量多，因此韩国有“早餐吃得像女王，中餐吃得像平民，晚餐吃得像乞丐”的说法。在活动量少，能量消耗少的晚上食用高卡食品只会让脂肪堆积。虽然要迅速改变某一习惯不是易事，但是我们一定要下定决心试着去努力，实在不行就安慰自己“忍忍吧，明早再吃”好了。

一个人边看电视边吃饭很舒心

纵观肥胖者，大多是爱一个人进食，特别是边看电视或电脑边吃东西的人。看电视或者电脑的时候，视线全都集中在画面上，反而不知道自己吃了多少东西。大脑也在对电视节目做出反应，即使吃得比平时多，也无法立刻反应和感知出来。当代社会异常忙碌，伴随着越来越多的独身主义人群，每天孤身一人吃饭的人也越来越多，即使是家庭成员不少的情况下，每个人的日程表都不一样，聚在一起吃饭也成了难事。为了赶走一个人吃饭的孤独和寂寞，人们又不得不打开电视和电脑，在毫不自觉间消耗掉更多食物。

此外，有这种习惯的人们，通常进食速度也很快。在胃完成消化任务，大脑接收到“饱了”的信号前，已经以惊人的速度消灭了大批食物。等大脑反应过来时，肚子已经感觉到快要爆炸了。如果您看到周围有人经常说“啊，吃撑了”，“消化不良了”，那八成是吃东西太快所致。

吃进一勺饭不要急着再去夹口菜，应该在充分咀嚼后，再慢慢地吃点菜。如若可能，也尽量不要一个人进食，和朋友同事一起，边吃饭边聊天，既能帮助消化，又能避免饮食过量，何乐而不为。

瘦身前，先健身

我的身体很早以前就开始长肉了

如果不同于以前，现在的你早上起来总是感觉身体疲惫不听使唤，脸、手、脚也易肿的话，那很有可能你已经变成了易胖体质。肥胖人士一般都不太健康。早在几十年前丰满还被认为是健康、大力士的代名词。那是因为在肉类异常珍贵的时代，韩国人民主要以蔬菜为主食，导致人们体格矮小，但凡看到身材丰满、魁梧的人总觉得那是健康、力量的象征。

只是现在奶制品、肉类已经走入家家户户，营养不足早已不是问题，相反，肥胖成为困扰现代人的一大难题。现在如果有人听到“真结实”，“长得挺健康的”之类的评价，估计心情怎么都好不起来吧。尤其是女性朋友们，为了远离“胖胖的”这一评价，更是倾注毕生精力致力于减肥事业。在众多减肥方法中，只节食而不注意消化和运动，没有养成良好睡眠习惯的情况也时有发生。

事实上，现在如果形容一个人“模子真大”时，除了通过运动，练成了人鱼线、马甲线等肌肉的专业健身人士外，其余的十有八九都是因为肥胖导致身体机能出现了问题。即使跑同样距离，肥胖的人也会比一般人容易疲惫。这不仅仅是因为缺乏锻炼，更是因为已经远远超过了身体可以承受的重量，造成了精神上和肉体上的虚弱。这种情况下若是急忙开始瘦身，一定会以失败而告终。因为在瘦身前，请先健身。

A君是我的一位朋友。他曾有段时间因为工作压力疯狂地长胖。起初他并未在意，直到有一天他说起床后整个人神志不清，根本无法开始正常的生活和工作，身体异常的劳累。忙碌的工作，导致三餐不定时，即使吃了也是食不知味，仅仅是为了制造饱腹感而已。除此之外，只能靠零食补充。虽然没有刻意称过体重，但是穿衣服时能明显感觉到勒在身上了。但是他并不以为然，也一直没有改变自己的生活习惯，直到有一天，A君经过一家商场，被玻璃橱窗反射出的影子吓了一跳。心里只剩下“这人是谁？肥肉都快从衣服里蹦出来了！满头大汗是怎么回事”的哀嚎。

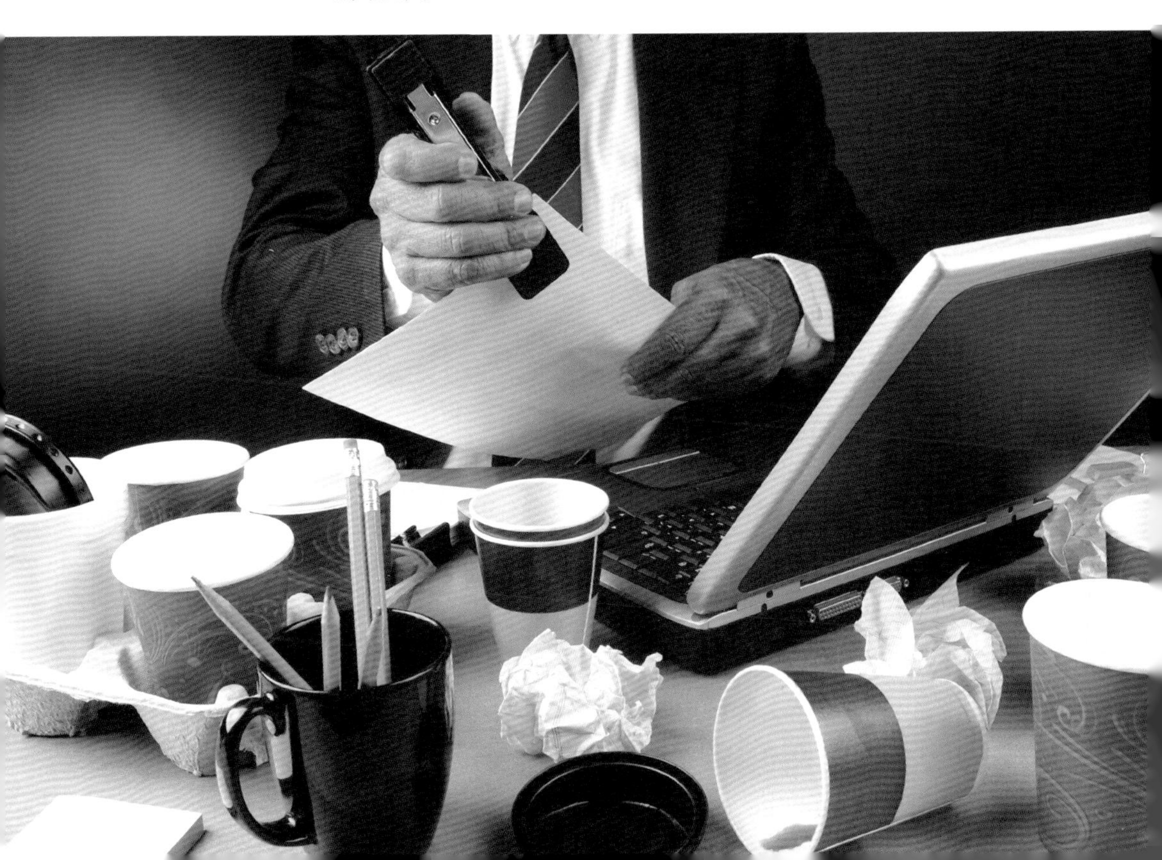

在认识到出大问题了以后，A君开始了瘦身的征程。从少吃多动入手。可惜在跑步机上还没跑30分钟，A君就忙不迭地下来了。究其原因是左脚脚踝超负荷，连基本的行径运动都困难。A君由此变得心情郁闷，敏感多疑。甚至有了只要有人在他旁边小声说话，就觉得他们肯定是在嘲笑自己太胖的病态心理。减重失败的压力，逼迫着A君又开始新一轮的暴食，从此陷入无尽的恶性循环。A君虽有减肥的心，但是体质已经发生变化了，效果也是可想而知的。

要想身体健康，先要心理健康

哇，那家店的衣服真好看！看顾客络绎不绝的样子，价格应该也很公道吧。于是你也怀着愉快的心情踏进了那家店。在货架前逛了逛，你觉得果然没有白来，你兴致勃勃地精心挑选了几件，走向试衣间。在看向镜子的瞬间，你的心情跌入谷底。除了“怎么会这么胖，得减肥了”，你想不出第二句话。于是你悻悻地回家了，可就在到家之前，你又去了趟超市，买好了零食，安慰你的嘴巴和受伤的心灵。化悲痛为食欲是最常见的减压方法。

要想瘦身，除了身体上的变化，更需要积极乐观的精神。在精神萎靡的状态下，身体也只会每况愈下。虽然压力来自多方面，但是反观周围肥胖的人们，大多是神经敏感，有悲观主义倾向，稍有不如意就容易患上忧郁症。因为比别人胖，对自己感到失望，这种压力并不只是带来精神压力，更多的是通过情绪反作用于身体，给身体健康带来危害。因此笔者主张，等你们能够从脑海里把“必须要减肥了”的思想剔除掉以后，再开始轻松地瘦身。

让我们看一下原始社会的人们。在没有坚固房屋和口粮不足的情况下，有个人在洞穴里睡着了。他在打猎途中，突然困意来袭，只好在附近的洞穴里休息一下。为了保障安全，他仔细地检查了周围有没有野兽和其他部落往来的痕迹，怀着惴惴不安的心情进了洞里。

突然，他被一阵沙沙的响声惊醒，立刻手持武器，警惕地环视四周，发现并无异样，大概只是有小动物路过吧。他想着“还好是虚惊一场”，遂又进入梦乡。若是猛禽或其他部落来袭，恐怕还来不及从梦中惊醒，就要迎接死神的来临了吧。原始社会的人们每天都怀着这种不安之情，无法安心休息，平均寿命自然也短。

再来看看他们睡觉的姿势吧。背牢牢抵住洞穴的墙壁，身子蜷缩成一团。只有这样，才能在危险来临时，快速进入战斗状态。这也能解释为什么大多数动物也是侧卧的道理。以这样的姿势入眠，身体会一直处于极度紧张的状态，相比于休息放松而言，反而容易感到有压力。身体得不到放松，长期处于压力状态的话，不利于废物排出体外，容易患上恶性疾病。因此这也是我们劝慰大家注意身体的同时，也要注意心理和精神上的健康。

只是现代社会让人们压力不要太大似乎是不太现实的。越说不要有太大压力，越容易被压力找上门。在疲倦的生活中，偶尔休息一下是最简单，也是最有助于恢复活力的事情。例如，利用休假时间去旅行就是一个不错的选择。在山水之间，感受自然之美，放松身心实属美哉，妙哉。若觉得远行是一件苦差，那就选一近处来一次全身按摩吧。赶走身体的疲惫，净化心灵。

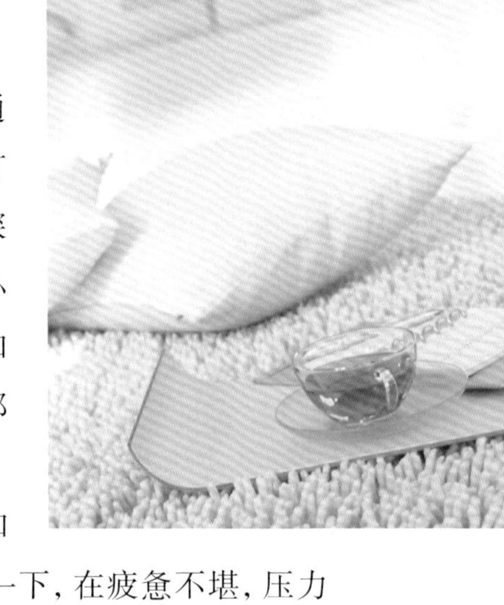

如果连按摩都觉得太麻烦了，那不妨试着抽出10分钟来冥想。通常情况下人们都选择用睡眠来打发休息时间，但是对于无法进入深度睡眠的人来说冥想是一个好办法。选一个舒服的姿势开始冥想和接受全身按摩的效果是一样的，都能让疲惫的身体放松下来。

你肯定要问我，这些东西和瘦身到底有什么关系。请你回想一下，在疲惫不堪，压力山大的时候，你是不是用暴饮暴食解决了一切？如果是的话，就不用我多说健康的心理有多重要了吧。

想瘦身，先要健身

对某些人来说，“想瘦身，先要健身”这话就像耳旁风一样。大众普遍理解不了健康了才能瘦身，都觉得明明是先瘦下来了才会健康，况且瘦身本就是一种体力活，光是下决心好好坚持都不是易事了。如果你还持有这种观点，笔者也不想辩论了。瘦身必须在身体健康的前提下才能进行。体力不支，精神敏感只会平添烦恼，阻碍瘦身成果。

但是请您耐心读完下面这些话。如果能正确了解我们的身体机能，不管多少，你一定会瘦。想要打造一个健

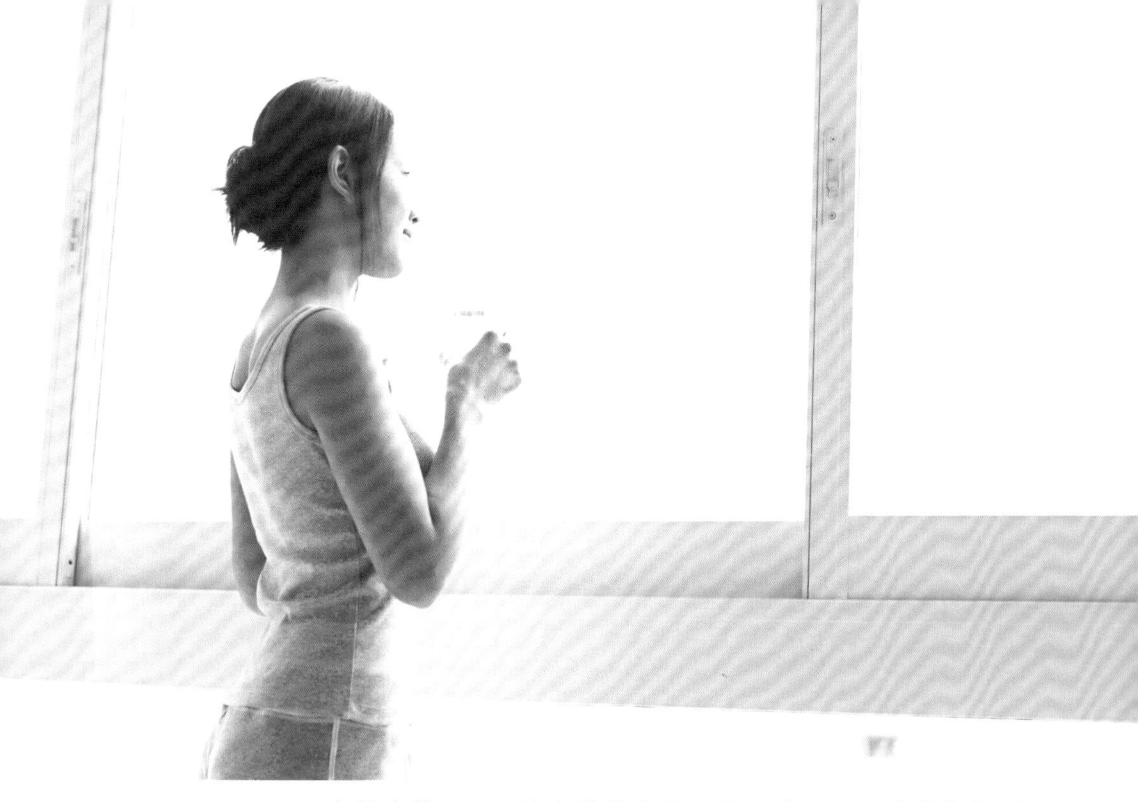

康的身体，也必然会使你自然而然地瘦下去。难道你们不想试试不把吃东西当做负担，而把它作为一种能量积蓄吗？难道你们不想试试怎样时间长了身体自然就会瘦，如何养成易瘦体质吗？

好，现在我们开始。首先你要做一件最简单的事。早上起来立刻喝杯水。补水又醒神。然后伸个懒腰，打开四肢，让器官们活跃起来，准备好迎接新的一天吧。下一步，朝浴室移动。用冷水洗脸既能提神，又能增强皮肤弹性，何乐而不为！最后，开始准备早餐吧。拿出昨晚准备好的食材，加热后开始享用吧。如果没有准备也别慌。相信只要10分钟，你一定可以做出美味可口的饭菜。就算每天只做一种，时间一长，你就能掌握好几种菜单。别再找借口说工作忙了，要是真忙，那再提前5分钟起来吧！别再火急火燎地赶时间了，让身心都放松下来，好好地享受早晨吧。

饭后尽可能地多走路，促进消化。在公司里用爬楼梯代替电梯吧。起初你可能会流汗，上气不接下气，但是一周后一口气上三层也不在话下啦。别人在乘电梯时，你在爬楼梯消耗脂肪，多好！

中饭要吃好。别再独自苦恼中午要吃什么了，和同事们一起讨论讨论附近又有哪些新店开张，哪些店有特色菜吧。一起其乐融融地享受午餐对身体也是一件好事。饭后的下午茶时间也请尽情享受，不过记得，除了咖啡，还有很多健康饮料可供选择。

记得随时喝水。人的身体60%~70%都是由水分构成。每天不间断的水分摄入保持着身体的新陈代谢。水分可以帮助废物排出体外。感到口渴后再喝水为时已晚，因为这时身体已经是极度缺水的状态了。一定要记得随时随地补水。

晚饭后，多动动。在家附近散散步就是不错的选择。白天活动量大，多余的能量可以得到充分的消耗，晚上则反之。不过过犹不及，若是超强度的运动，则会让你投入夜宵的怀抱。凡事都是点到为止的好。睡前回忆一下今天都做了些什么，憧憬下明天，慢慢地进入甜蜜的梦乡。

看到这里你一定会想，这都是什么啊，这么简单的事情。其实越是简单的事情，越难坚持，越是对我们的健康，对瘦身有帮助。我所说的并不是什么秘籍，只是不需要费很大的功夫也能帮助你瘦身的方法而已。规律的生活和正确的饮食习惯，适度的运动量，能够健身，也能帮助你找回原有的体型。养成良好的生活习惯，从根本上扭转易胖体质，才能瘦得健康又长久。

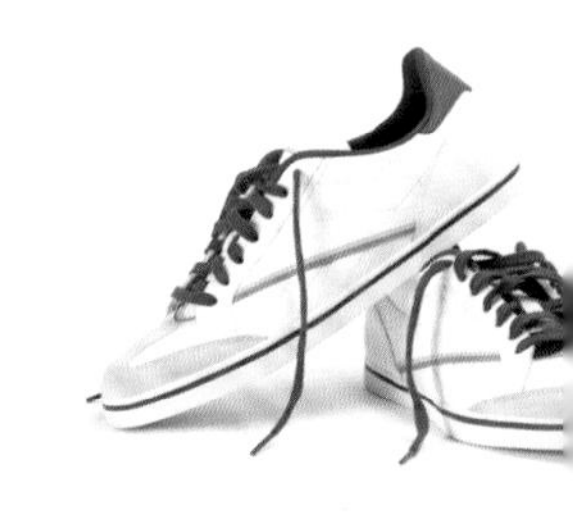

4 最适合我的瘦身方法

瘦身不是一味跟风，而是因人而异

很多人开始瘦身的第一步，就是寻找各式各样的瘦身方法。市面上已出版的瘦身书籍和网上流传的瘦身方法数不胜数，在其中找出那个看起来貌似适合自己的，然后才正式开始。刚开始的几天可能进行得还算顺利，但是时间一长，往往放弃的人更多。曾经担心的半途而废终于变成了现实。

有些人尽最大努力实行瘦身计划，还是失败了，有时候一天没有按规定执行，就觉得完了，这回肯定失败了，因压力过大而放弃。“瘦身计划执行起来，并不像看起来那么容易，这方法不如看起来那么适合我，还是趁早算了吧。”抱有这种想法的人也不少。还有些人看到书上说“要想瘦身成功，就告诉周围的人，让他们来监督你吧”。于是把自己的计划和盘托出，当坚持不下去时，在周围人眼中就彻底沦落成了一个失败者。你一定很好奇，为什么每次都照着方法做，还是屡屡失败呢？

为什么试过的不计其数的瘦身方法中，虽小有成效，但多以失败告终？为什么别人总能瘦身成功，我就不能？为什么所有女朋友只要消失2周，再回归时又变回了魔鬼身材？为什么我不行？真的是因为意志薄弱吗？绝对不是！错的是你不了解你的身体状况到底怎么样！为什么其他人用这种方法就能瘦身成功，偏偏我就会不断反弹？当然是因为这套方法不适合你的体质。现有的瘦身方法虽然具有一定的普遍适用性，但并不意味着是所有人的良药。甲之蜜糖，乙之砒霜。但是人们明明知道这个道理，却不去实践。只是盲目跟风，最后落得失败收场。

现在拿出纸笔，请写下你对自己的身体了解多少。吃什么你会精神百倍，吃了什么你会困意连连？你是喜欢在跑步机上挥洒汗水，还是喜欢静谧的瑜伽？什么会让你生气，什么会让你开心？试着写写这些琐碎的东西，如果连一张A4纸都填不满的话，你可以去好好反省一下为什么对自己一无所知了。所以开始瘦身前，请先充分地了解好自己的身体状况吧。

我挺瘦的呀，怎么胖了？

一般我们把BMI指数作为衡量肥胖的标准。BMI指数由体重和身高来确定，20~25为正常体重，25以下为肥胖。但是根据中医理论，人的胖瘦跟体质有莫大的关系。中医上把人的体质分为：小阴人、太阴人、小阳人、太阳人和阴阳平和人五种。《黄帝内经》的《灵枢·通天第七十二》中详细论述这五种体质，原文为："少师曰：盖有太阴之人、少阴之人、太阳之人、少阳之人、阴阳平和之人。凡五人者，其态不同，其筋骨气血各不等。"阴阳平和人是指身体各方面都达到了一种平衡的人，其余四种人即使BMI指数相同的情况下，也不能说都是胖子或者瘦子。太阴人的BMI指数大于25，也有可能是正常体重，小阴人和小阳人即使BMI是20，也会是个胖子，

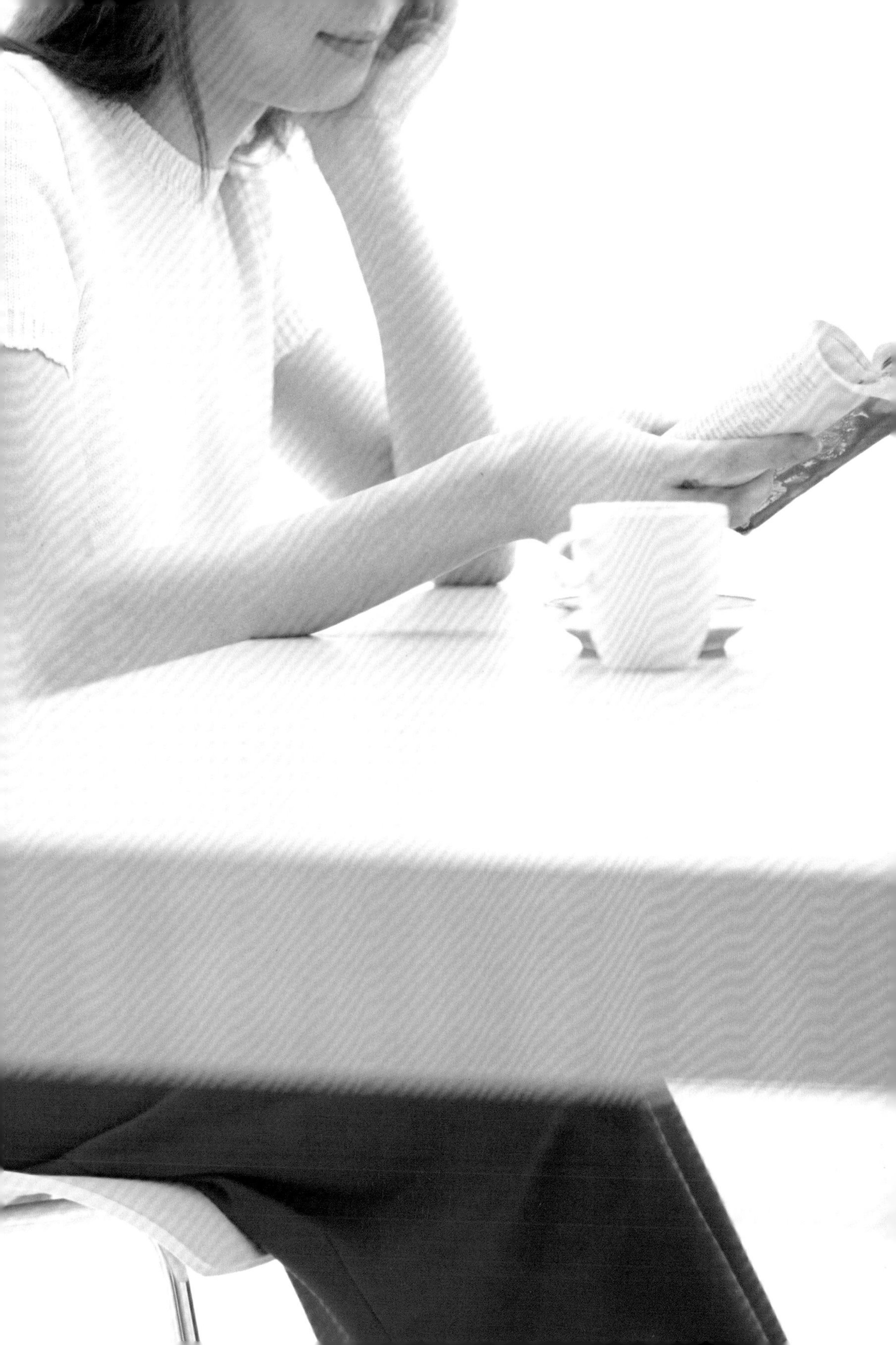

看起来瘦瘦的，实则也可能是个胖子。

特别是小阴人常常出现瘦型肥胖患者。你肯定不相信，看起来那么瘦，怎么可能是胖子呢。但是你仔细检查小阴人的身体状况就可以知道，他们多数是看起来瘦，但是内脏肥胖的概率大。特别是小腹、臀部等下半身肥胖的患者居多。小阴人吃得少，消化也慢，一般说来是不易肥胖的体质，但由于新陈代谢慢，运动不足，容易被压力打击等原因，身体容易自行堆积脂肪。虽然这种体质的人表面看起来一点都不胖，但有可能是内脏肥胖，因此应该引起重视。了解自己是何种体质，不过分纠结于体重的数值是我想提醒各位的事情。

体质

让我们来进一步了解自身的体质吧。中医上把体质主要分为小阴人、太阴人、小阳人、太阳人和阴阳平和人。通过体格、性格和习惯等因素能区分自己是哪类人，但是也有人不太能分清自己到底属于哪类人。长相和体格像太阴人，但是行动和性格又像小阴人……有时想精准地知道自己是什么体质也不是件容易的事。还有些人虽然知道自己是什么体质，但是并非100%的人都只从属于一种体质。人可以同时包括五种体质的所有特性，这就是要看哪种体质的特征体现得最为明显，就命名为哪种人。因此长得像太阴人，但是又有小阴人的特征也就不足为奇了。这也代表着不能说哪种体质是完美的，只能说每种体质都有自己的优缺点。

小阴人的性格多内向。聚会里最安静，善于倾听的就是他们。在决定前反复思量的也是他。不轻易相信别人，一旦信了就死心塌地。但是只要被陷害了，一定会想尽办法复仇。这类人多数上身纤细，下身肥胖，手脚冰凉，不太出汗，皮肤干燥。

太阴人只要有点想法就一定会弄得天下皆知。一旦开始了某事，就会坚持下去，但是不太可能扮演挑大梁的角色。这类人多汗，以腹部肥胖为主，食量也大得惊人，看见好吃的就挪不动腿。

小阳人性格外向，活泼好动。说话有技巧，决断力优秀。但由于有时太武断，也常有后悔的事发生。这类人怕热，平时应注意避免剧烈运动，防止血液过热。

太阳人从不后悔自己的决定。具有天生的领导能力，但这种领导能力并不是为自己谋利，而多是为了他人和集体。与粗壮的上肢和身体相比，下半身非常瘦，腿脚也时有无力情况发生，下肢无力患者也多。

读完这些，你们应该能初步判断出自己是何种体质的人。但是就像前文说的那样，有可能某一个体质的特征不明显，混合了其他几种体质的特征也时有发生。这也就意味着体质在一定程度上是可以调和改变的。那么最理想的体质是什么呢？就是“阴阳平和之人”。

阴阳平和之人指的是不偏向任何一种体质，取各型所长而形成的一种均衡体质。这种体质无论从心理上、身体上，还是社会上来说都是最佳状态，从中医学角度上看也是极好的。这类人从外形上看不出是什么体质，性格也是便于相处，善于交际。

先排毒，再平衡

排毒，Detox瘦身法

早几年前开始，柠檬排毒减肥法就风靡全球。光听名字就让人流口水。你在听到柠檬排毒减肥法时是不是也觉得它一定像果汁饮料一样，是个美味的减肥法呢？再加上传说中的减肥有奇效，就更是锦上添花了吧？仿佛用了这个方法既可以排出身体废物，让脂肪“嗖嗖”不见，又能使身体和精神都焕然一新。尤其是女性朋友们的好奇心也使得这一方法备受瞩目。只是光知道柠檬排毒减肥法，不懂如何执行，不懂其中原理奥秘的人也不在少数。特别是当排毒减肥法到底能不能减肥的争论出现时，我们就该持怀疑态度。

排毒（detox）是指排出体内毒素，使得新陈代谢正常进行，有利于身体健康。历史上一直就有排毒这一说法，代表食品就是茶。通过摄入茶水，让水分进入身体循环，从而排出废弃物。到了最近才将排毒和减肥联系起来，吸引了眼球，人气暴涨。但是与主张这一方法的人不同，专家提出了通过排毒无法达到减肥目的的异议。造成此分歧的原因到底是什么呢？其实是没有了解排毒的原理，硬加上减肥的名称的原因。现在我们就拿柠檬排毒减肥法来举例。

大众非常容易因为知名艺人说试过那种减肥法就盲目跟风。柠檬排毒减肥法非常简单，就是单纯的水加柠檬、蜂蜜等糖浆。每天都用这个代餐。读到这里你肯定觉得这个方法似曾相识。没错，这跟我们之前所说的饥饿减肥法和单一饮食减肥法差不多。后期调查显示，运用这一方法瘦身成功的人虽然存在，但是这并不能证明到底是柠檬水起了排毒作用，还是不吃饭起的作用。因为受不了饥饿，中途放弃的人也很多。但这都不能使我们轻易下结论，判断柠檬排毒减肥法是毫无根据的。不过搞清排毒和瘦身的关系却是很有必要的。

柠檬排毒减肥法，这词听起来挺像那么回事，但是分开来看就不难理解专家们为什么说它无效了。柠檬，富含丰富的维生素C，是补充活力，美白和促进皮肤再生的代表食物。因其味酸，多榨汁饮用，或者混入其他食物里一

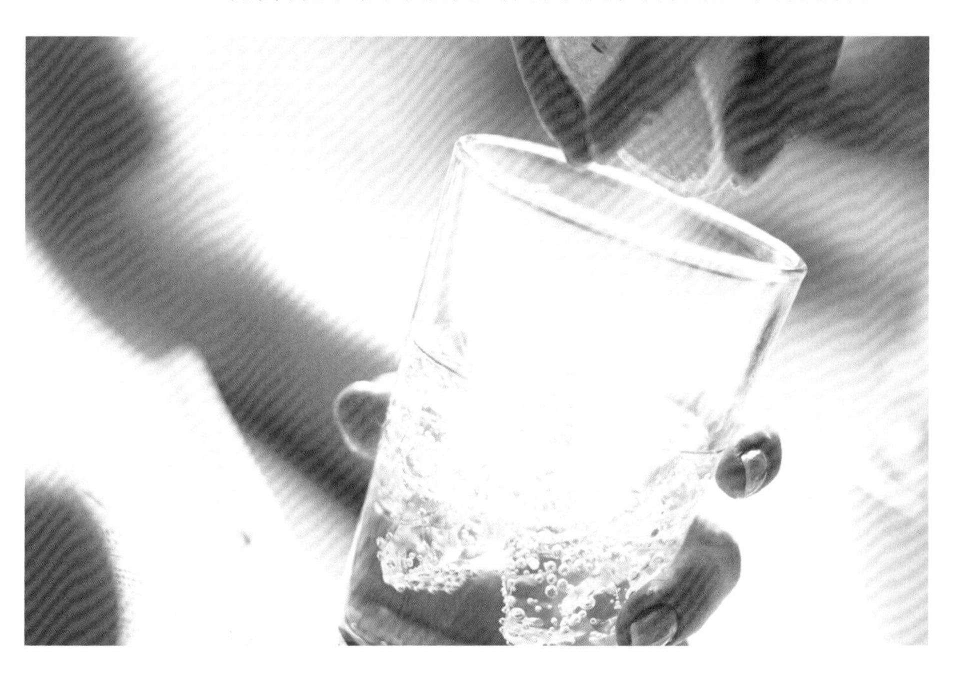

起食用。这样的东西你说它有排毒作用?

前面所说的柠檬排毒减肥法并不是因为吃了柠檬而排出了毒素，而是因为饿肚子减轻了体重。体重迅速降了下去，但是只要一复食，立刻反弹没商量。有人为了排毒不吃东西其实只是个陷阱而已。什么都不吃当然能瘦了，这就是专家们怀疑柠檬排毒减肥法有效性的原因。因此在进行排毒减肥法前，不能完全迷信，应持有谨慎和怀疑的态度。

先排毒是有必要的

秀静的理想是做一名专业的模特。为了能够早日站在专业的舞台上，每天都在不断地努力练习。一提起模特，就不得不说她们的身体和体重，即使已经是纸片人的秀静，还是觉得自己的身材不够理想，不足以与他人区分开来。为了这个她常常烦恼。不过有一天，机会找上门了，一位著名设计师邀请秀静参加自己的时尚秀。秀静一边感叹幸福来得太突然，一边担心走秀的时间临近没时间准备。就这样秀静开始了魔鬼训练。

本来食量就非常少的秀静为了使自己看起来更美，开始断食，不同于单一饮食法和节食法，秀静这次是连水都不喝。除此之外还大大增加了运动量。没几天功夫，秀静的脸色已经开始发白，毫无血色可言了。无论周围的朋友怎么劝她多少吃点东西，她都回答说不行，自己喝水都会长胖。

时尚秀的日子到了，秀静也终于达到了自己的目标体重。可是她却高兴不起来，因为从几天前开始就全身酸痛。不管怎么集中精力都无法正常走动和站立。最终，她晕倒在了后台。

秀静的病是尿结石。由于水分摄入不足，身体废弃物无法正常排出体外，结石在尿道结晶，越来越大，越来越多，最终引起了尿路感染、肾积水等其他肾功能障碍症。秀静太在乎自己的身材，而忽视了新陈代谢，本应该排出体外的废弃物因水分不足，无法通畅排出体外，最终引发了这些问题。这个实例同时也提醒着我们水分摄入是多么的重要。

我们的身体通过新陈代谢排出毒素，毒素若不正常排出，留在体内只会堵塞各循环通道，是百害无一利的。排毒通常有两种办法，一是通过汗液排出体外，二是通过排泄物排出体外。无论哪种方式都依赖毛细血管进行。毛细血管不仅能帮助身体吸收营养，更是排毒的重要通道，只有保证充足的水分才能使得这些进程圆满完成。

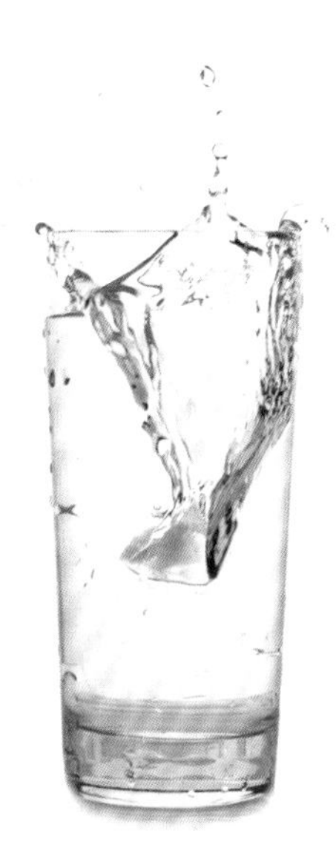

喝水后，水分随着毛细血管进入人体循环，毛细血管将水分输送给各个细胞，细胞则把废弃物排出。如果一直持续不喝水的状态，废弃物无法顺着毛细血管内的水分排出体外，只会越积越多，最后引起各种疾病。这种情况在偏胖的人身上体现得尤为明显。要想打破通过妨碍身体正常运作导致脂肪堆积的这一恶循环，就要从排毒开始做起。

追求平衡状态

从现在开始抛开想要短期内暴瘦的念头吧。世界上根本不存在那样的方法，就像反弹也是不可避免的一样。在科学家们发明出既能分解脂肪，提供营养，又兼具排毒功效的神奇药水之前彻底忘掉那个想法吧。这也是为什么专家们对市场上出售的那些号称能够分解脂肪的药品持有怀疑态度的原因。

不过硬要找的话，也是有的。那就是我们周围的食材。俗话说的“药补不如食补”，所有的食物都是天然的药材。但是人们总觉得保持健康的方法一定是特别的、神秘的，于是都去追求一些华而不实的东西。

其实瘦身也是同样的道理。即使没有什么瘦身秘方，谁都可以轻松地瘦身成功。可惜人们总觉得一定有什么更高端的方法。其实所有的方法都是假的，归根到底就是注意饮食，多加运动。此外就是根据个体差异，不断进行微调，直到找到真正适合我们的那个方法。

致力于瘦身那么久，对于适合自己的和不适合自己的方法你肯定心知肚明。只是那个适合自己的方法也不是永远合适的，你得不断地观察自己的身体，不断地做出相应调整，千万不能因为一时的停滞不前就全盘抛弃。在实践的同时，找到身心的平衡点，坚持下去，你就胜利了。

只是找到那个平衡点并没有那么简单。它需要经过不断地试验和摸索。每个人的体质不一样，喜好自然也不一样，不能因为听说某一瘦身方法有奇效就尽信。用它成功的人肯定也是在无数次失败后找到这条适合自己的路，相信你也可以找到一个适合自己的，能够平衡身心的好方法。

不要把这个当成别人的事情，如果你能找到制衡身心的瘦身方法，那么无论如何，你也能充分地“享”瘦。

虽然大部分人还是忽视水对瘦身的重要作用，我还是想再次强调它。从现在起舍弃掉“喝水都会胖”的错误想法，认识到水是身体必需的营养成分。而且请你放心，不论喝多少水都不会胖，水只会让你变得更健康而已。

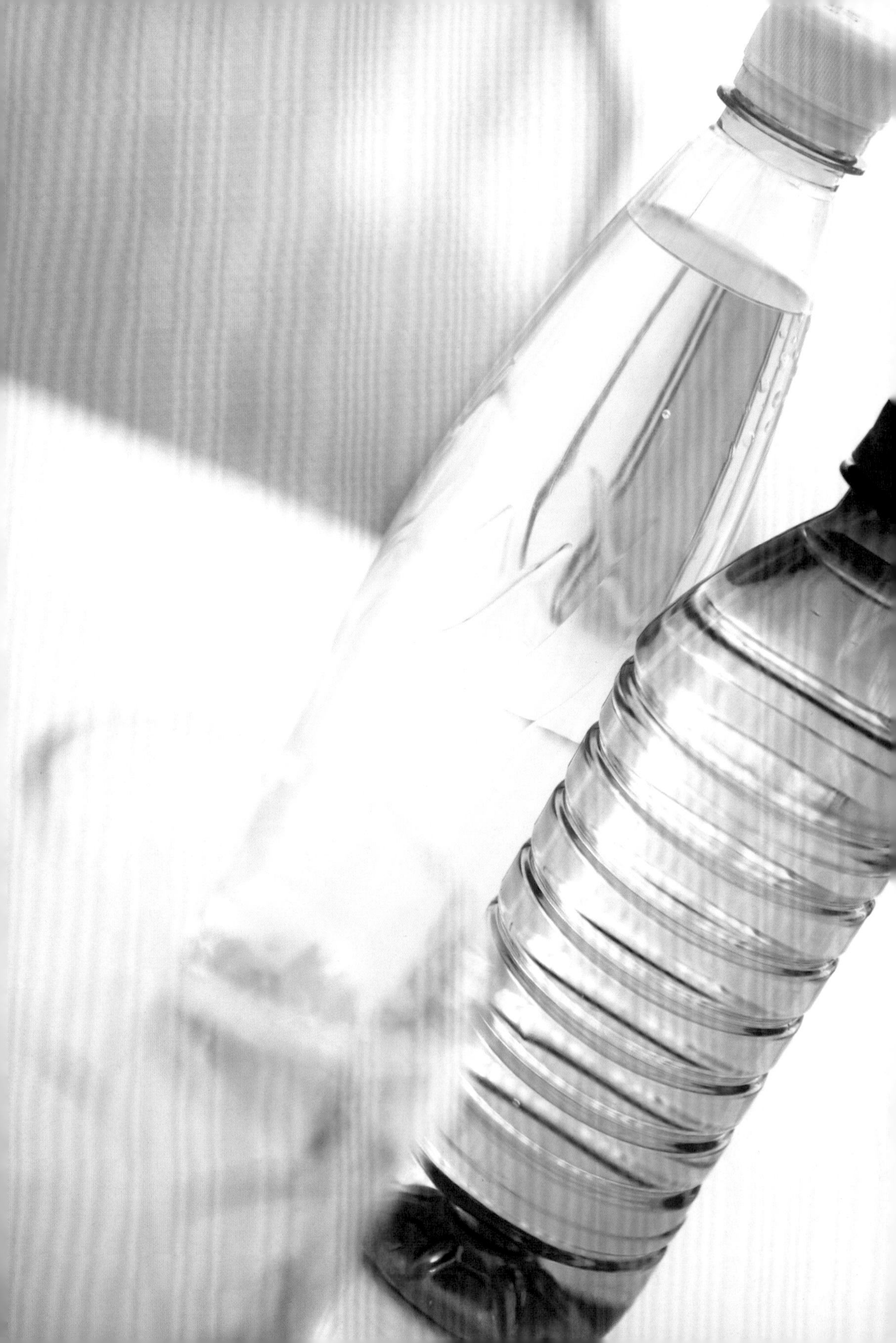

PART 2

给你身体创造奇迹的48种饮品

“只靠喝水就能减肥？” 请不要惊讶，你并没有听错。这既不是什么困难的方法，也没什么做不到的，只需要大家在日常生活中喝对水就行了。相信我，并乖乖照做，就是最重要的。世界上根本没有什么“喝水都会胖的体质”，人们反倒会因为没有充分补水阻碍正常的新陈代谢，加速皮肤老化。所以，我们把水称为“奇迹”。那么，您准备好迎接这48种奇迹了吗？

和饮食疗法、运动一样，专家们也强调要多喝水。但是人们总是无法直观地感受到水分到底有多重要。我们常常听到节食减肥法、运动减肥法，却从未有人提出过饮水减肥法。本书就是为了介绍饮水的重要性而写的，并首次尝试提出饮水减肥法。

饮水减肥法既不是指单纯地只喝水，而是和食疗、运动一起进行，强调充分补水的重要性；也不是单纯地强调多喝水，而是告诉大家喝什么水，怎么喝水。在本书中，您可以找到各种有关水的信息，并选择出最适合您的那一款。

如果您认为反正水就是水，都是一样的话，那么请您细心留意下文的解说内容。除此之外您还可以找到有益于减肥和健康的相关茶知识。本书将会为您介绍48种水的作用，展现触手可得的水是如何创造奇迹的。

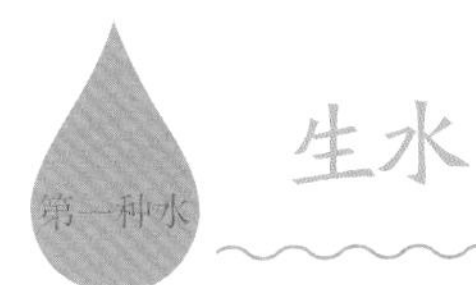

生水

矿泉水

适应人群 ■小阴人□太阴人□小阳人□太阳人

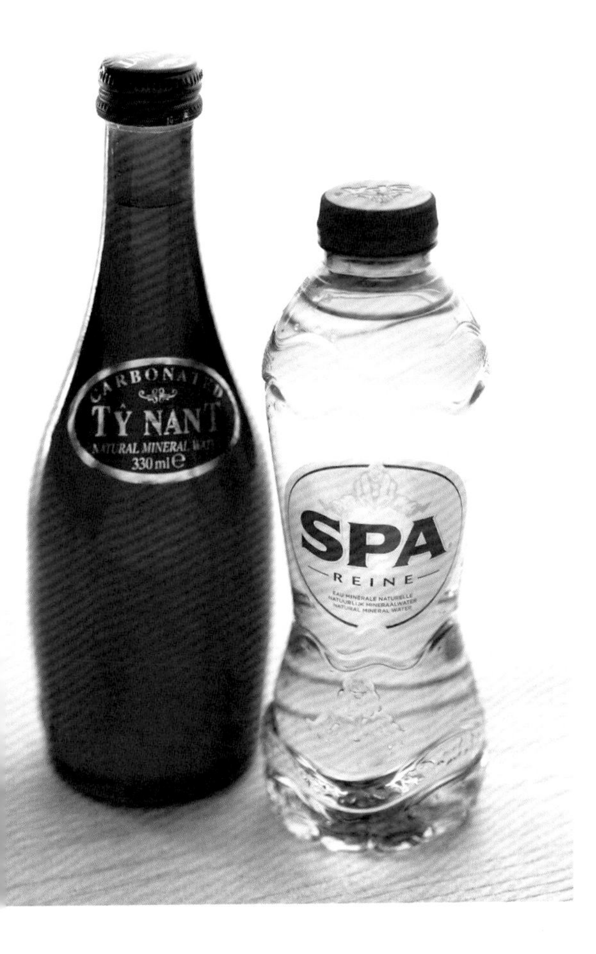

矿泉水，顾名思义，含有钙、镁、钾离子等矿物质。利用天然矿泉，或者去除自来水里的氯元素，适当增加盐分，可以制成实用水和碳酸水。

矿物质构成了人体的4%，但是人体内并不能自然地产生矿物质，而需通过摄取一定量的水和食物来完成。如果在水管内放置一块原生岩，不仅能够产生钙、镁、锰、铁、硅离子，平衡水质，中和掉水中镉、钾、多氯联苯等有害物质；还能平衡酸碱度，使水达到中性稳定的状态，从而提高人自身的免疫能力。

现在市场上销售的大部分矿泉水都能在成分表里找到矿物质含量。

深层海水

适应人群 □小阴人□太阴人■小阳人□太阳人

海水也在绕地球不断循环，途中遇到绿地的冰下区域，温度也跟着急剧下降，在这些水下深200m的地方，始终保持2℃的深层海水。深层海水温度低，稳定性强，不易与靠近水平面的浅层温暖海水混合，以极慢的速度参与着地球水循环。据说深层海水绕地球一周需要2000余年的时间。

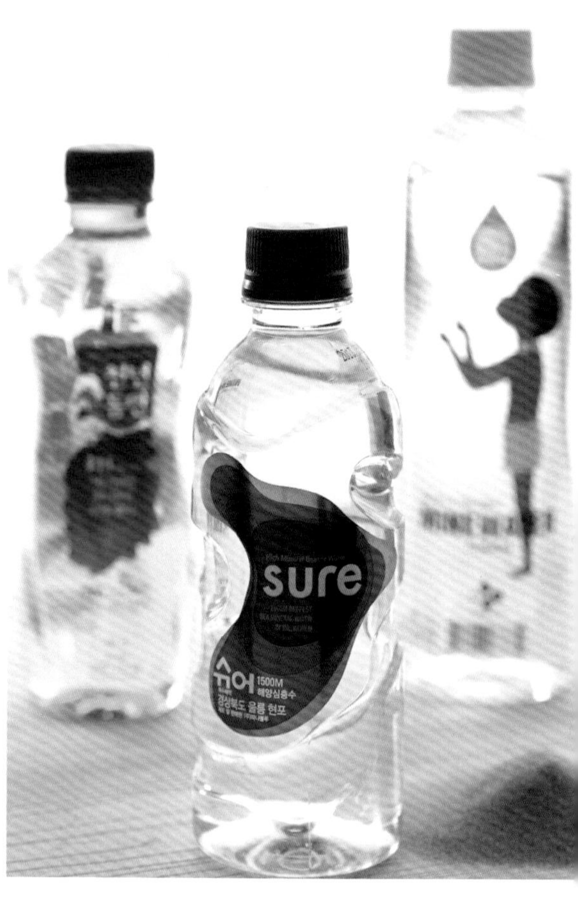

浅层海水由于靠近海平面，受阳光照射，可以进行光合成，从而繁殖各种有机物；直接接触空气和陆地，因此更容易受到污染。而深层海水里含有大量的氮、磷、硅等无机物，并且始终保持着纯净无污染的状态。

深层海水备受欢迎的一个重要原因就是它原封不动地保存了最好的天然矿物质，也正因为此常被用于制成饮用水、化妆品、水产品和农产品等工艺当中。

碳酸水

适应人群 □小阴人■太阴人□小阳人□太阳人

人们常常在含盐的矿泉水中加入碳酸气体，做出可乐、雪碧等饮料。最近无色素的Perrier、CHO-JUNG和DTOC等各式各样的碳酸饮料也大受欢迎。

碳酸饮料以其无热量、无钠、零碳水化合物、零脂肪，口味甘甜，低卡路里成为多数女性的宠儿。碳酸饮料中的二氧化碳能够刺激口腔黏膜，生津止渴，促进消化等功效。还能刺激肠道运动，预防便秘。另外，用碳酸水洗脸还能达到去角质的效果。

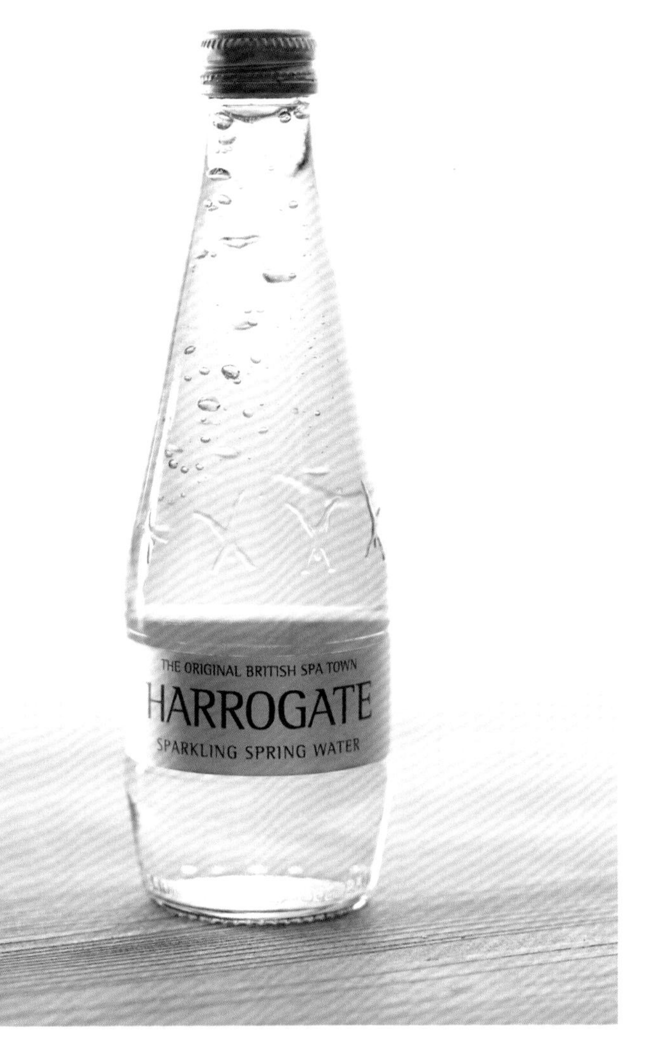

地下岩层水

适应人群 □小阴人□太阴人□小阳人□太阳人

地下岩层水聚集在地下120m以下的岩石断代里。在地势低的地方，地下30~50m的岩石层中也可能存在。

地下岩层水因为长期被锁存在地下，不与空气等外界接触，长期保持着一种纯净透明的质地。但值得注意的是，若一个地方的地下岩层水经过长期的过度开发，则有可能产生污染。消费者在购买时应该注意这点。

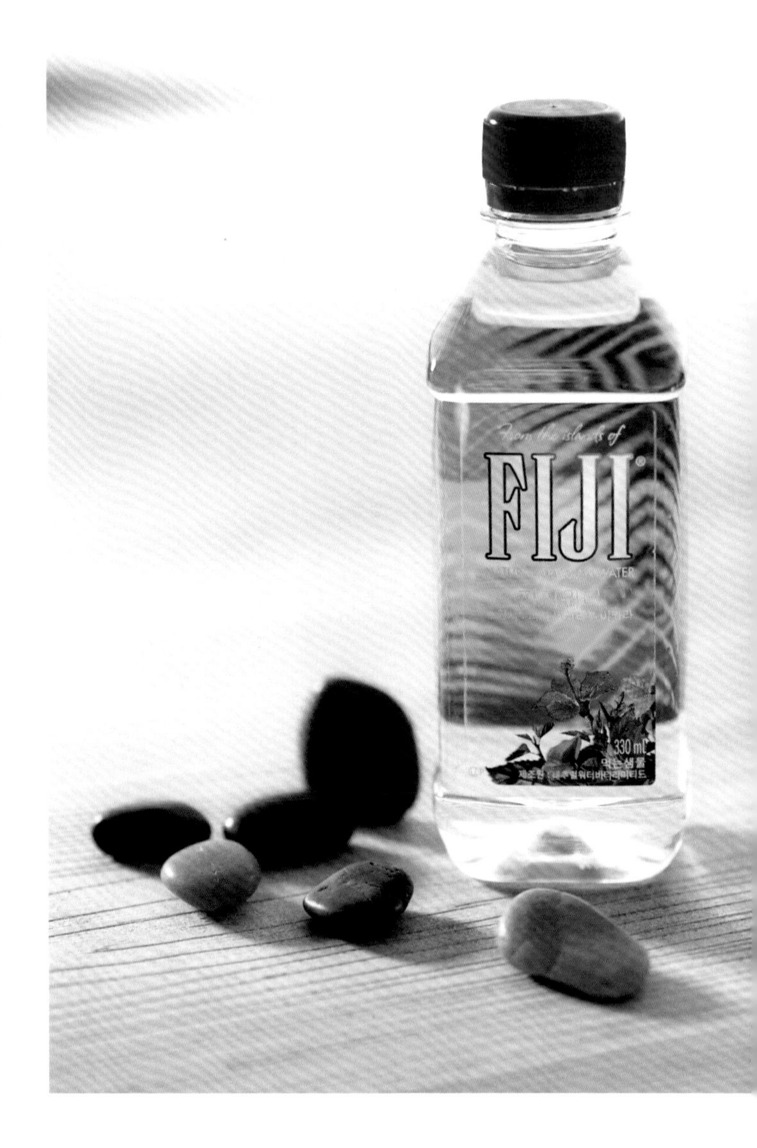

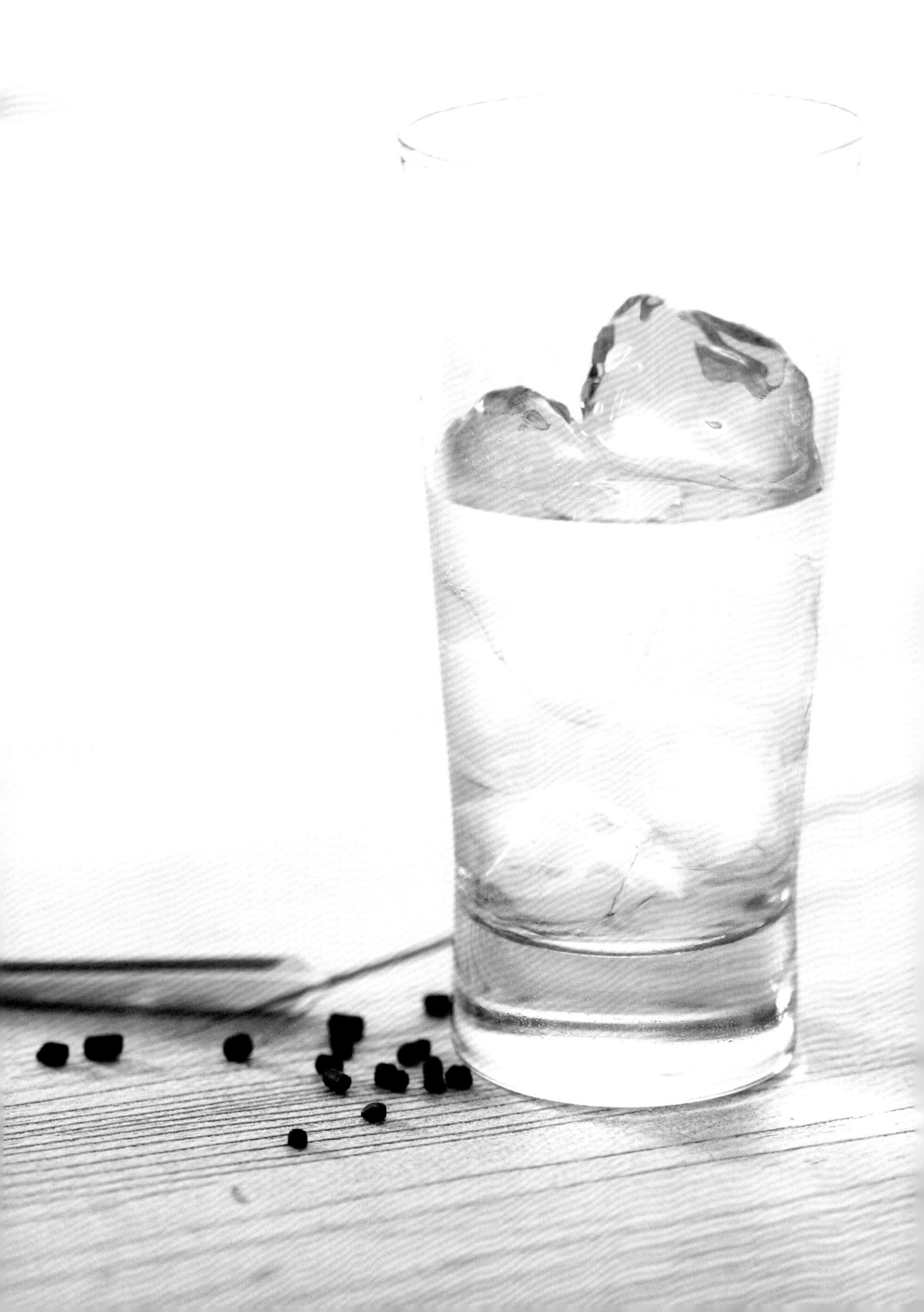

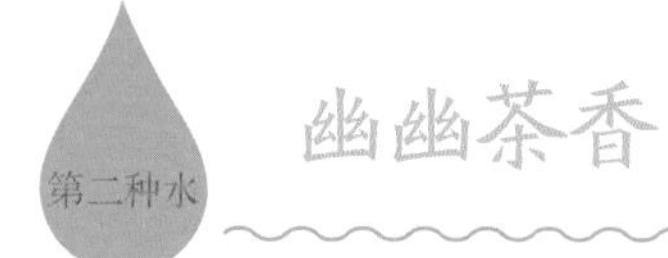

竹叶茶 补水之王

适应人群 □小阴人■太阴人□小阳人□太阳人

美肤，消肿

最近竹酒貌似非常有人气，但中医早就把竹笋和竹叶作为药材制成饮用茶了。竹叶茶总是散发出一股幽幽的香气和淡淡的味道，轻抿一小口，疲劳便一扫而空。香气醇香悠远，即使冲泡10遍，也不失原味，非常适合刚开始饮茶的人群。下定决心要通过饮茶或者饮水减肥的人们，首先需要摒弃急于求成的心理，最好把心态调整好再开始。不再是宽泛的为了健康而减肥，而是更形象、更具体地树立"我要净化血液，排毒养颜，塑造更健康的身体"的信念。通过观察有饮用竹叶茶习惯的人不难发现，她们都有一个特点，皮肤干净，不浮肿。这是因为竹叶能有效净化血液，有很好的美肤效果。再加上竹叶有补气安神、抑制食欲之效，减肥和美肤的作用就更明显了。因此，饮用竹叶茶是一扫忙碌的生活中累积下来的疲惫和肌肤问题的不二选择。

此外，长期面对电脑或手机的人群，也可以选择常饮竹叶茶来缓解视力疲劳。

最后，需要注意的是竹叶茶性凉，不适合体寒人群和高血压患者服用。若出现服用后身体发凉的症状，请立刻停止饮用，并补充性温热的饮品。

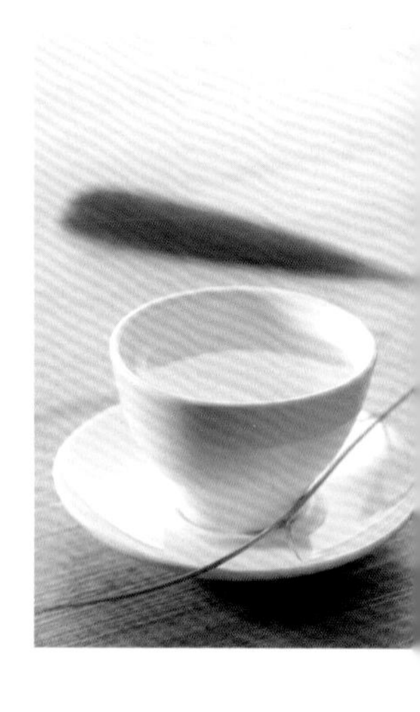

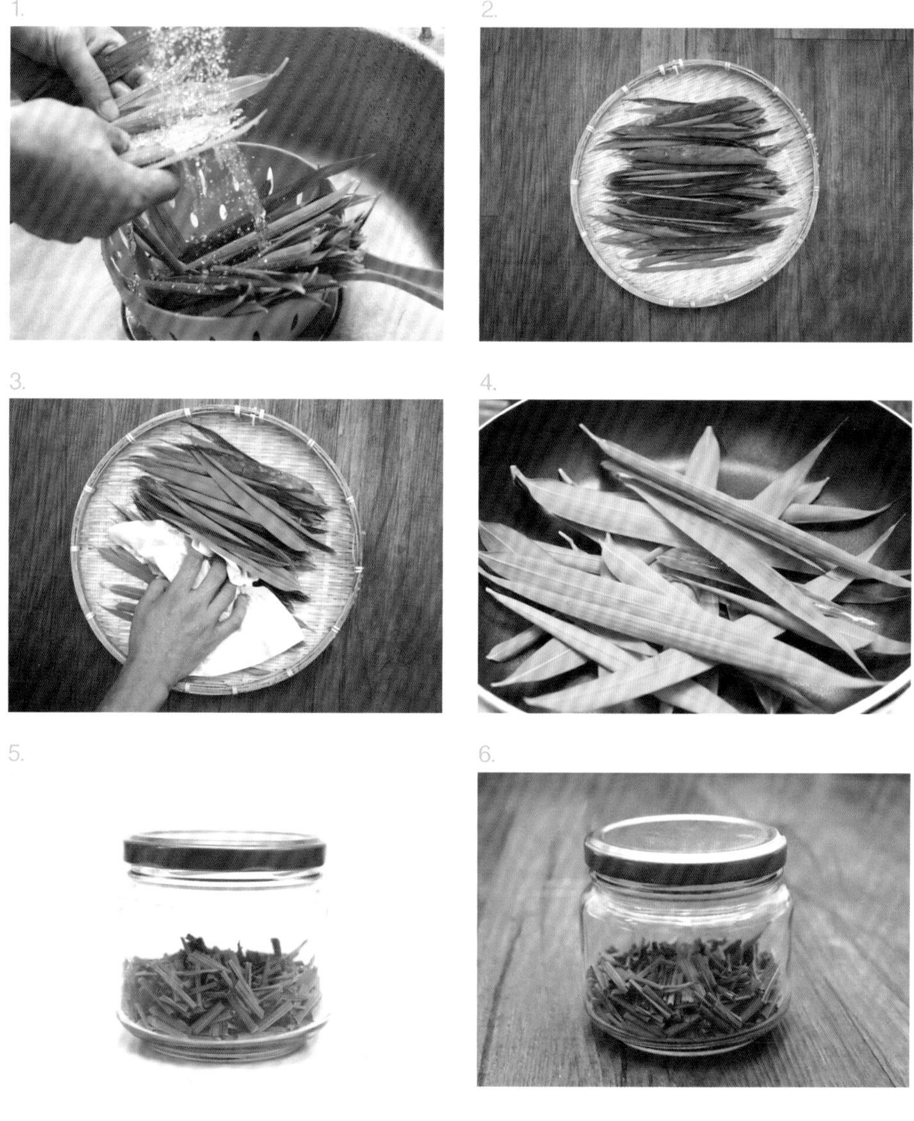

做法:

1~2. 挑选较为鲜嫩的竹叶，将竹叶用水洗净；

3. 将洗净的竹叶放在阴凉处吹干；

4. 将竹叶放入炒锅内烘干，进行此步骤时竹叶容易发黄，要注意多翻动；

5~6. 将烘干的竹叶剪成小段，并密封保存在冰箱里。想喝的时候，取出适量竹叶加入热水冲泡即可。

红豆汤 短期速瘦冠军

适应人群 □小阴人□太阴人■小阳人□太阳人

利尿、缓解疲劳

这款饮料也是人气组合BIGBANG的成员TOP的瘦身武器。曾经重达100kg的TOP，花了2个月时间埋头在健身房，并且天天红豆汤不离手，才得以迅速瘦身20kg。若没有这款饮料，恐怕现在我们也难见到如此有魅力的TOP，也不会被他深邃的目光吸引吧。我们也跟随着TOP的脚步一起来探究红豆汤的奥秘吧。

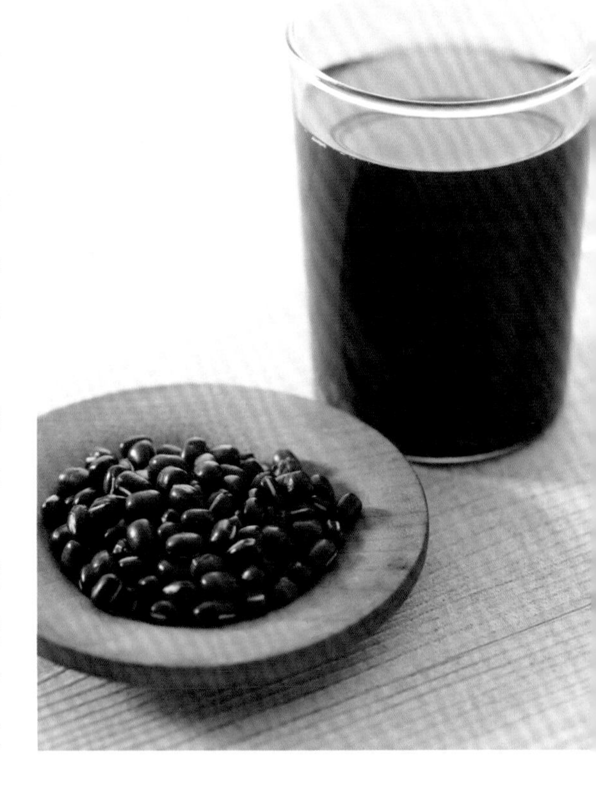

红豆本身含有丰富的皂角、维生素B_1、维生素B_2等膳食纤维，是制造饱腹感的好选择。除此之外，红豆中多酚类物质含量丰富，是利尿、净化血液的好帮手。B族维生素中的乳酸菌物质又有卓越的抗疲劳疗效。如此多益处集于一身的红豆是排毒、消肿的一等功臣。

但需要注意的是这款饮料并不适合肠胃虚弱的人。其他人在饮用后，如果出现腹泻的情况，就该注意是否饮用过量了。一般来说，红豆汤每天饮用不超过5杯的量是最为适宜的。

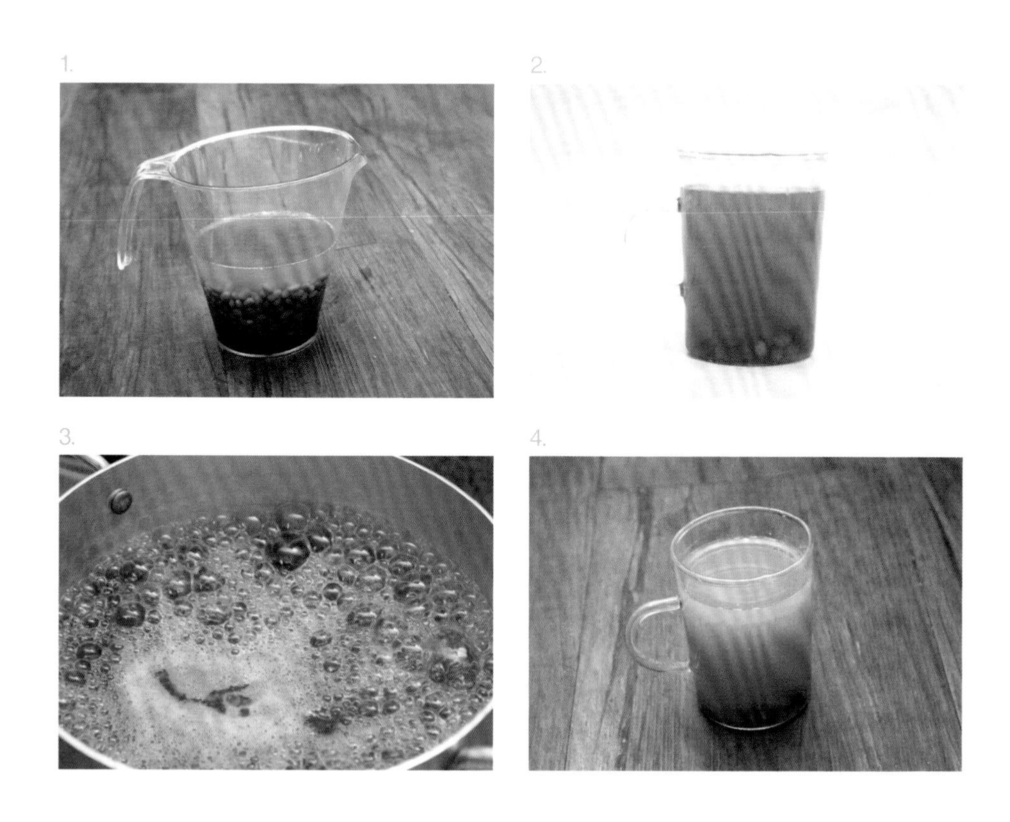

做法:

材料: 红豆 60g，水1.5L

1~2. 将红豆洗净，浸泡；

3. 将泡好的豆子中加入适量的水，煮沸后调成小火炖30分钟；

4. 出锅，放凉后即可饮用。

·红豆汤极其容易变质，应注意冷藏，并在48小时内饮用完毕。

包菜水 瘦身又美容

适应人群 ■小阴人□太阴人□小阳人□太阳人

增强皮肤弹性，预防胃溃疡

被《时代周刊》评为世界十大健康食品之一，同时具有瘦身、美容之功效，是隐藏在我们身边的补药。

包菜能瘦身的同时，又能帮助瘦身后松弛的皮肤恢复弹力，可谓是一举两得，因此备受推崇。

包菜里含有的硫黄和氯元素能有效预防和治疗胃溃疡。硫黄还可以去除角质，调节皮肤油脂分泌，有助于消除皱纹，持续服用就能看到不错的效果。

刚开始饮用包菜水时，可能它的颜色和气味不那么讨人喜欢，但是一旦想着这是为自己的身体好，总会慢慢适应的。

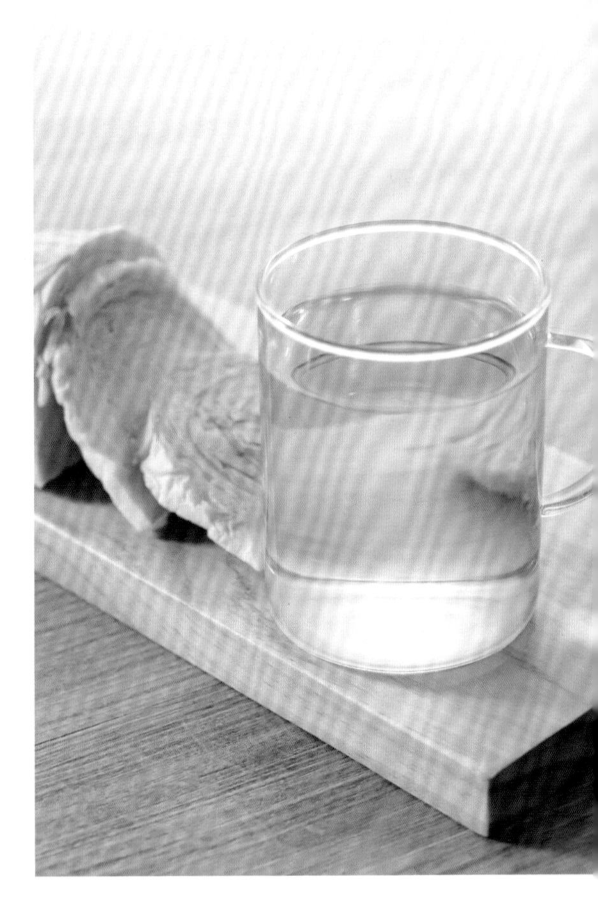

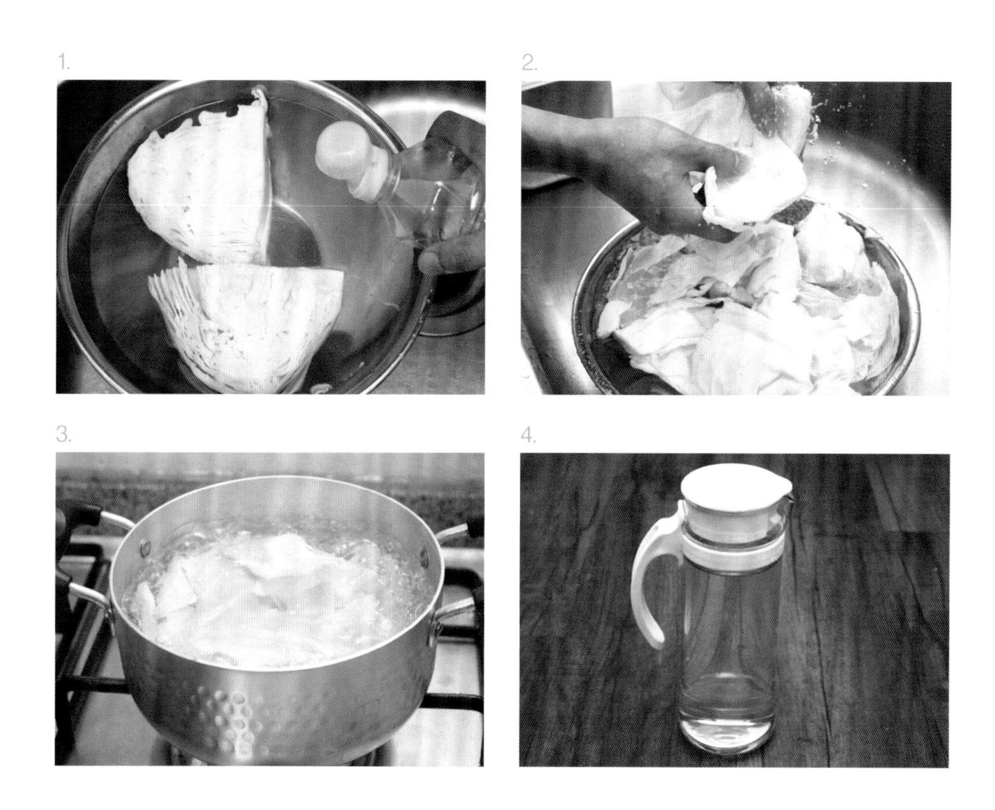

做法:

材料: 包菜1/4颗、水1.5L

1. 洗净包菜,滴入少许食醋,以便去除农药残留;
2. 将洗净的包菜放在加入1汤匙的水中,浸泡30分钟左右;
3. 用大火将煮开,后调成文火煮20分钟;
4. 冷却后食用,或者放入冰箱储存。

·将煮过的包菜捞出冷却后,还可用做其他料理的原料。

洋葱水 溶脂，降胆固醇

适应人群 ■小阴人□太阴人□小阳人□太阳人

溶脂、排毒

闵孝琳[①]专用的瘦身法。

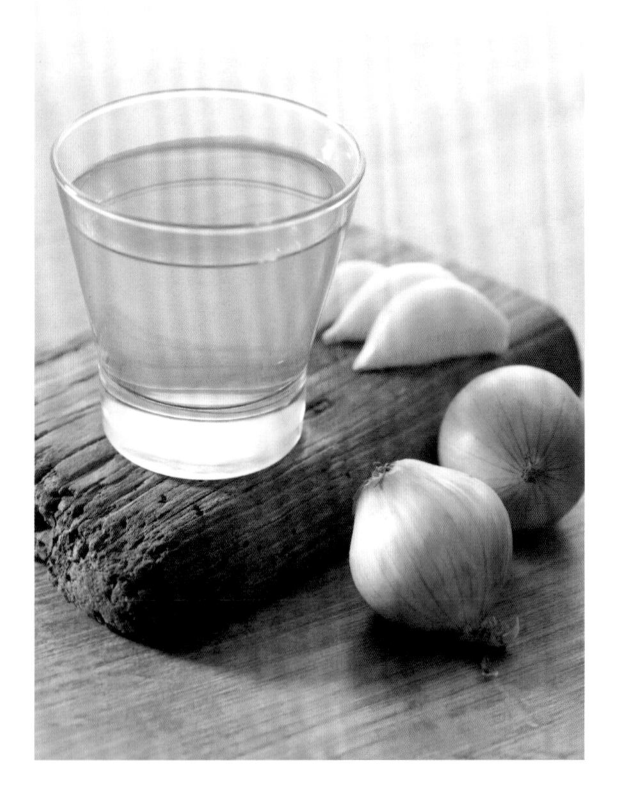

洋葱脂肪含量少、蛋白质含量高，具有溶解脂肪、净化血液和抗衰老等功效。长期摄入洋葱能够帮助人体消化，防止脂肪沉积，还能加强身体的排毒功能。

但是空腹饮用洋葱水可能会因消化过度而引起腹痛，应尽量避免。还有人对洋葱过敏，有时也会有腹泻的情况发生，因此在饮用时应该小口小口地先试饮，若无大碍后再增加饮用量。

①韩国著名歌手、演员。

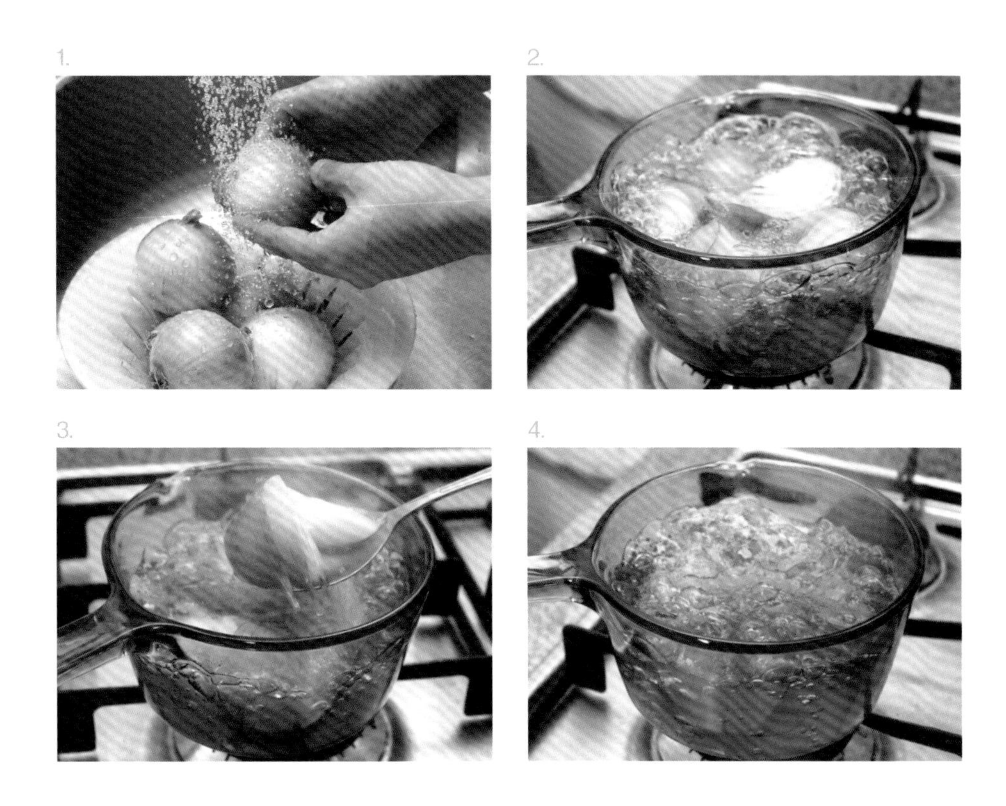

做法:

材料: 洋葱5个，水1.5L

1. 洗净洋葱，不要去皮，因为洋葱皮比肉更有营养;

2. 将洋葱放入锅内煮，注意洋葱和水的比例是1:2;

3~4. 用中火煮20分钟，等洋葱煮烂后即可。若喜欢味道浓郁一些，则可再煮5~10分钟。

· 将煮过的洋葱捞出冷却后，还可用做其他料理的原料。

橘皮茶 健胃消食

适应人群 ■小阴人□太阴人□小阳人□太阳人

溶脂、消食

橘子是冬季的代表性水果，含有大量维生素C，对于预防感冒、消除疲劳和保持肌肤弹性都有很好的疗效。

我们通常的做法是去皮，食用果肉。其实橘子的药理作用都是通过橘子皮发挥出来的。橘子皮很久以前就被证实是有消脂作用的，也因此经常被艺人和中医推荐，数次登上电视。

橘子皮味道虽苦，却有健胃功效，和红枣一起服用可以健胃消食，适合消化能力有问题的人群，尤其是小阴人。同时，研究也表明，橘子皮所含有的果胶和维生素在分解体内脂肪上有显著效果。再加上它可以降低胆固醇和净化血液，对肝脏也非常有益。

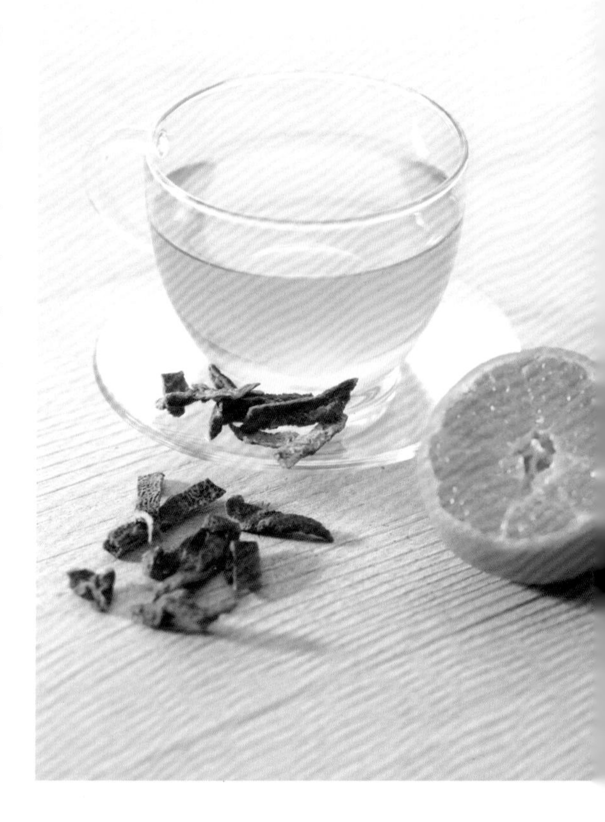

1.

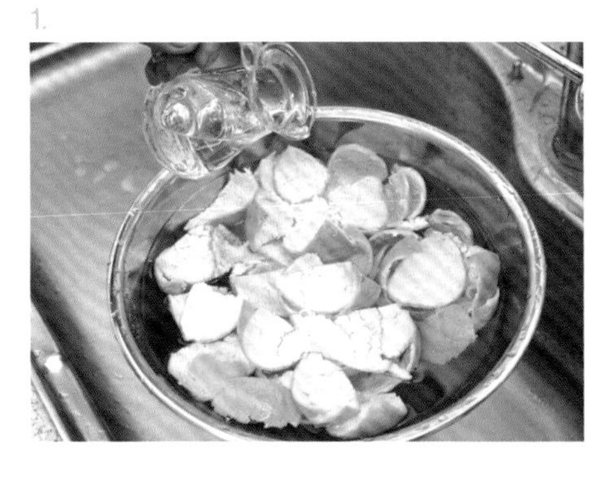

2.

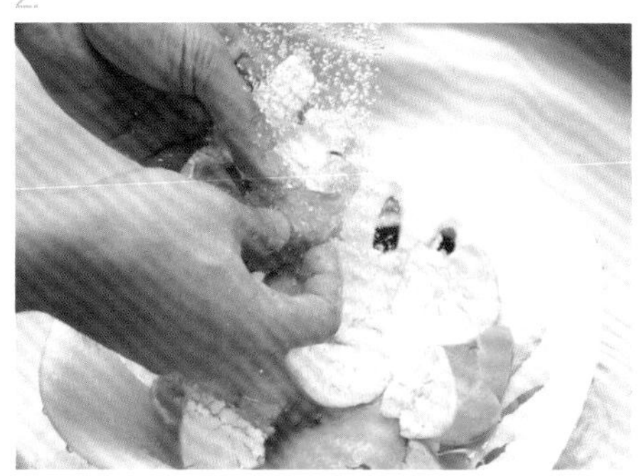

3.

4.

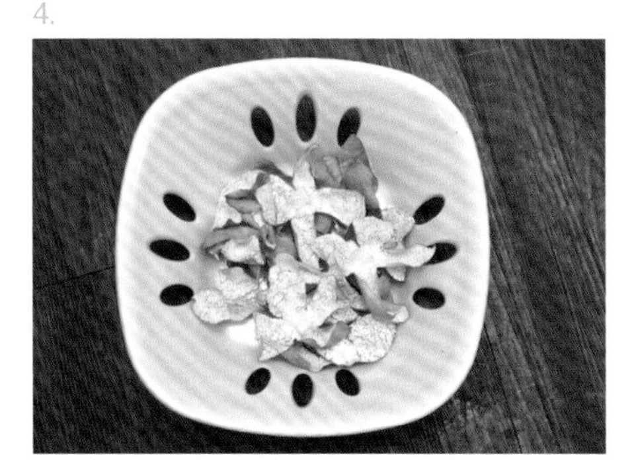

5.

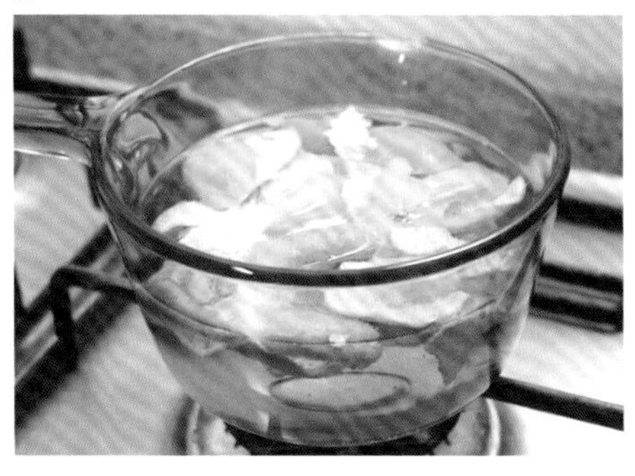

6.

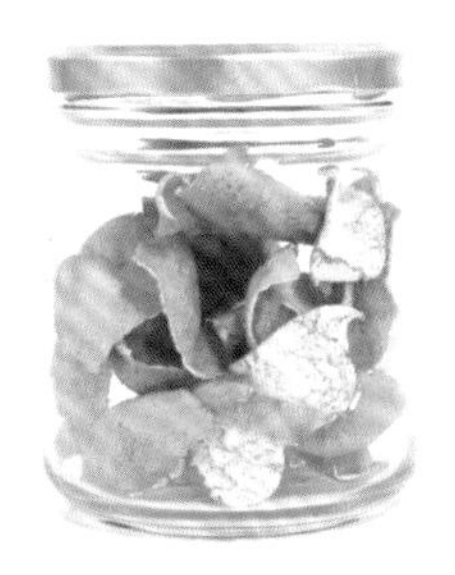

做法:

材料: 橘子皮15g, 水1L

1. 将橘子皮泡在加过醋的水里，以便去除农药残留；

2~3. 洗净，晾干水分；

4. 在阳光下晒干；

5. 取适量橘子皮加水煮。注意不要煮得太开，以免维生素C流失；

6. 将剩余的橘子皮密封保存，放置在干燥处。

荞麦茶 高蛋白、低热量

适应人群 □小阴人□太阴人□小阳人■太阳人

治疗便秘，防止脂肪堆积

如果担心茶也有热量，每天三餐饭再加茶的热量有点高的话，我推荐你喝荞麦茶。其实瘦身的一大理念就是在下定决心以后，寻找饱腹感强的食物。

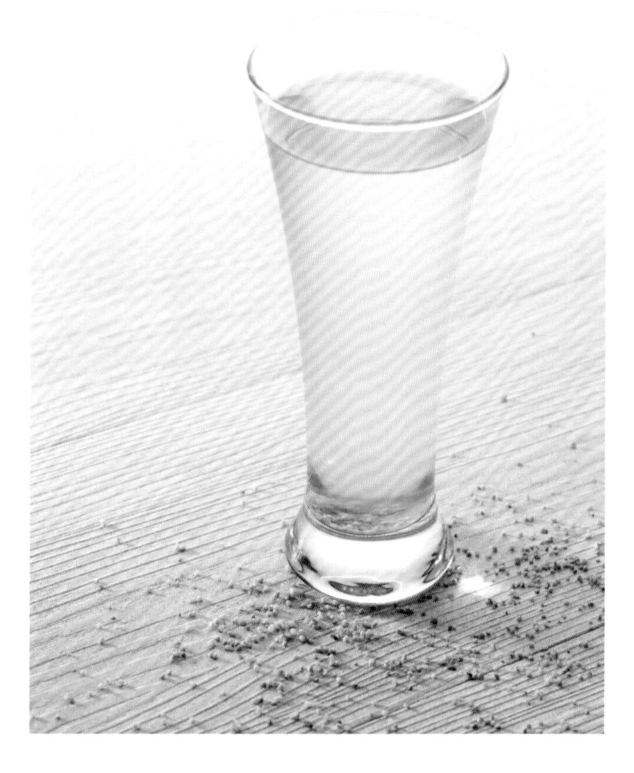

推荐荞麦茶不仅因为它是高蛋白谷物，更因为它在摄入量相同的情况下，相比其他茶饮热量更低，饱腹感更强。氨基酸、纤维素和烟酸含量丰富使得荞麦茶兼具健美和瘦身的功效。

曾有实验证明，荞麦茶能够防止皮下脂肪堆积，从而达到瘦身目的。此外荞麦茶的另外一大功效是可以轻松解决困扰不少女性的便秘烦恼。

1.

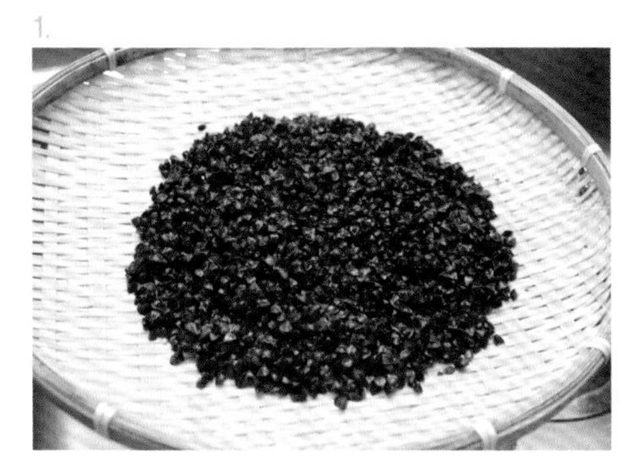

2.

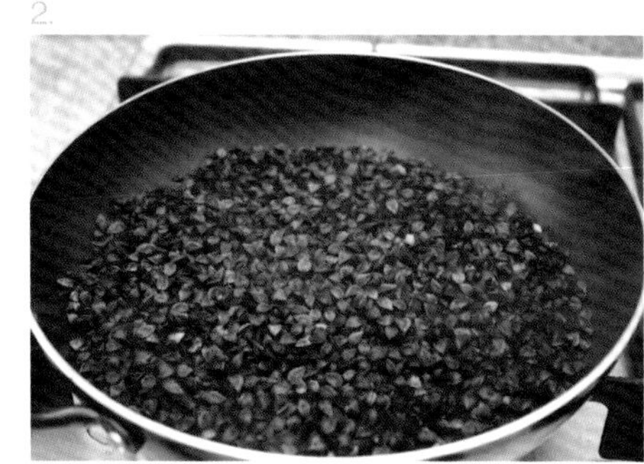

3.

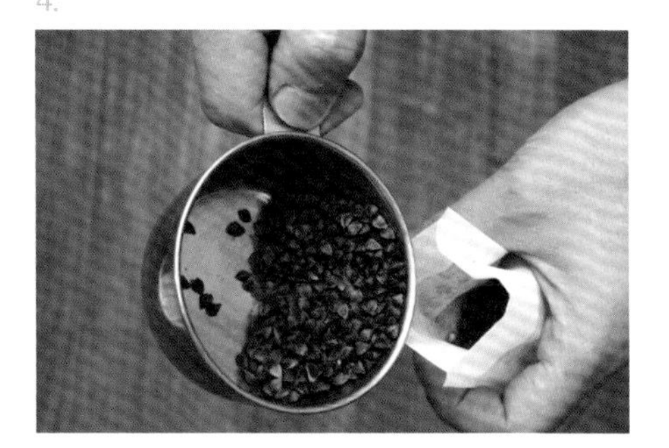

4.

5.

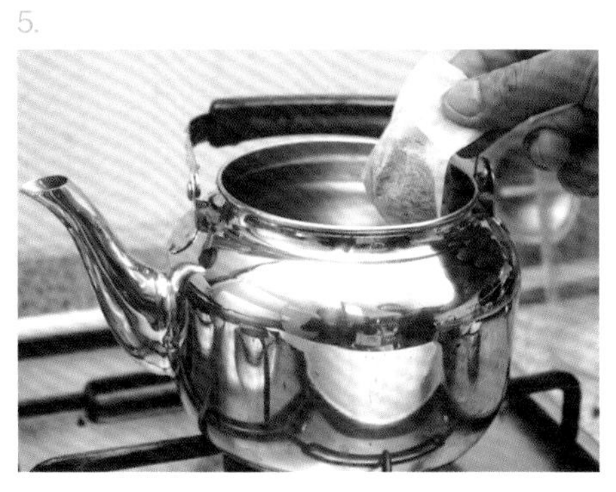

做法：

材料：荞麦100g，水3L

1. 洗净荞麦，沥干水；
2. 将荞麦在平底锅上平铺开后翻炒；
3. 翻炒时注意不要放油，调成中火，以免高温破坏荞麦中所含的营养物质；
4. 将炒好的荞麦装入小茶包内；
5. 将茶包放入水中，煮沸后饮用。

决明子茶 降低胆固醇

适应人群 □小阴人■太阴人□小阳人□太阳人

恢复视力，排毒

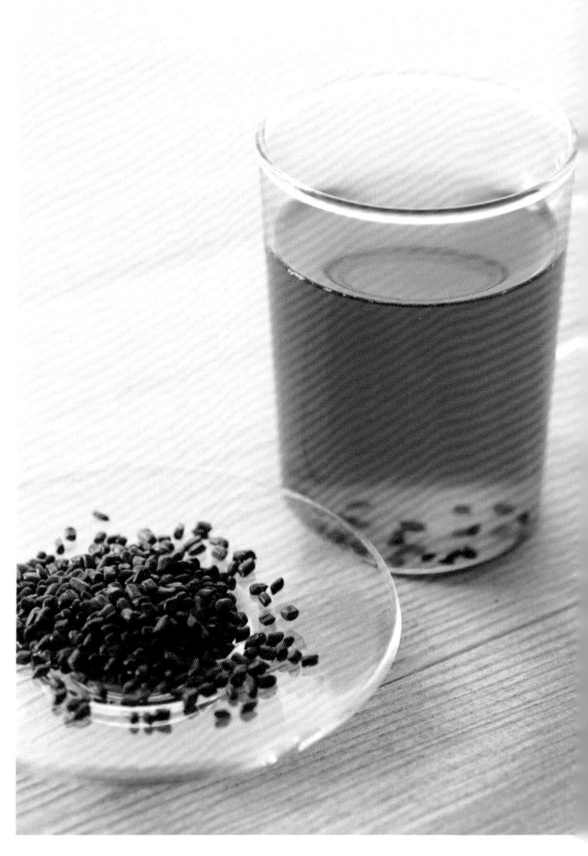

决明子茶光听名字就知道是明亮双眸的好茶。作为一种传统茶饮，它兼具明眸、利尿、降血压、养胃等功效。之所以能集各种功效于一身，是因为它含有丰富的胡萝卜素和大黄素等药理成分。

此外，降低胆固醇也是决明子茶的一大特点，其实这是芦荟素在发挥作用。芦荟素在降低胆固醇的同时，还能降低血压。

决明子中的无机物含量丰富，有钙、磷、铁、维生素B、钠、碳水化合物和蛋白质等。与中药材大黄成分相似也是它的一大特点。例如它们都含有丰富的大黄酚、大黄素等，都对排泄有着积极作用等。因此，决明子茶适合在饭后口渴时饮用，增强排泄功能和排毒作用，从而达到瘦身目的。

特别提醒：血压低的人不适合决明子茶。

1.

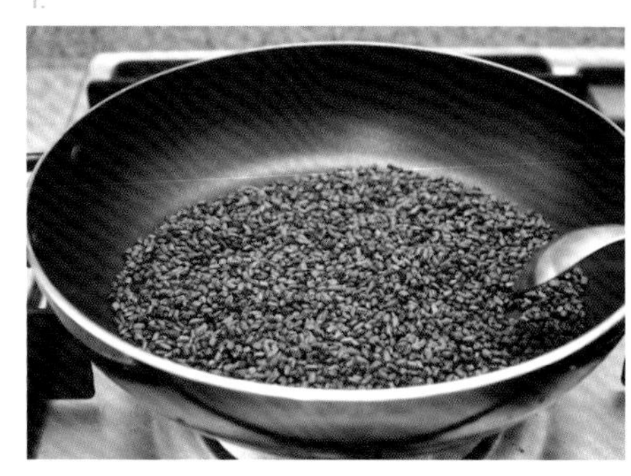

2.

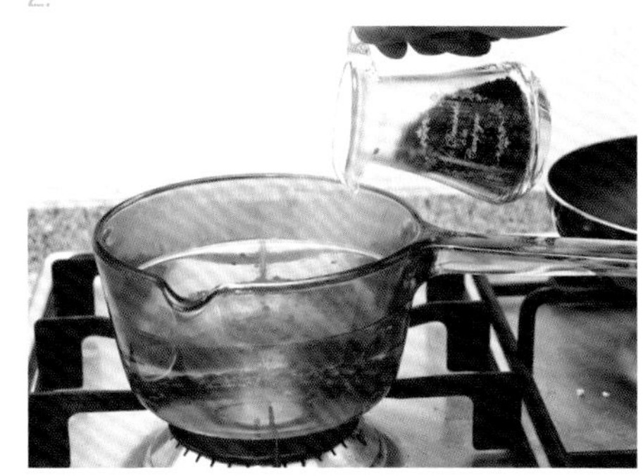

3.

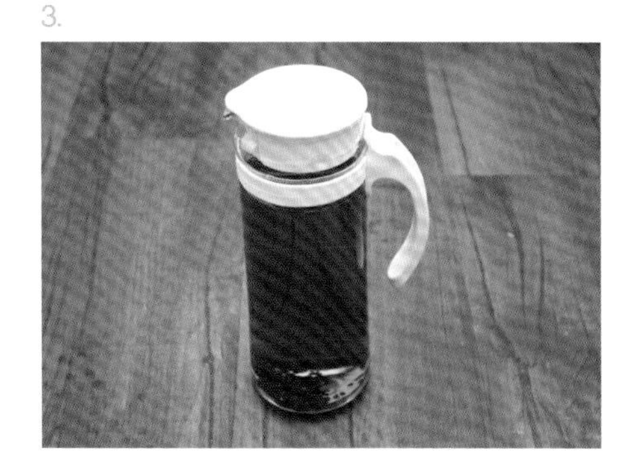

做法:

材料: 决明子100g, 水3L

1. 在平底锅中适度翻炒决明子;

2. 加水, 开始煮, 直到茶泛出红色光泽为止;

3. 可根据自身情况加减决明子的量, 冷藏或者现做都可行。饮用时加入蜂蜜风味更佳。

玄米茶 消肿

适应人群 □小阴人■太阴人□小阳人□太阳人

抑制浮肿，治疗便秘

玄米作为瘦身的食疗材料，常常被加在米饭里，与之同食。玄米茶能够有效地排毒，同时兼有祛湿的作用，特别适合浮肿严重，尤其是腿部浮肿严重的人群饮用。

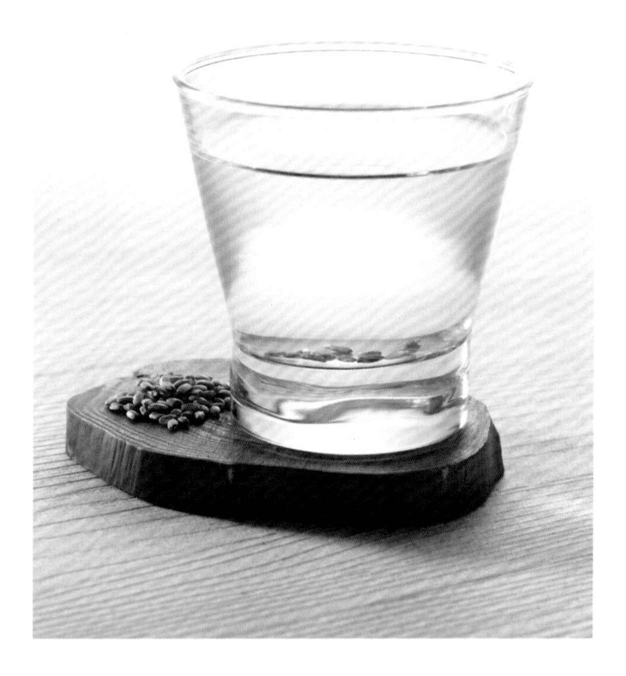

玄米所含的丰富的膳食纤维使得人们能在短时间内排泄掉废物，身体筋脉顺畅，因此也是预防瘦身后反弹现象出现的有力帮手。虽然玄米质感比精细白米粗糙，但是因其丰富的营养成分及瘦身功效，成为瘦身食物之王。

另外，玄米中所含的二十八烷醇是世界公认的抗疲劳和降低胆固醇的功能性物质。

1.

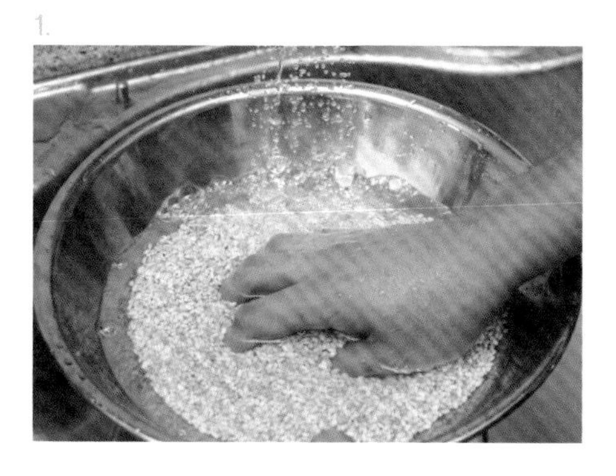

2.

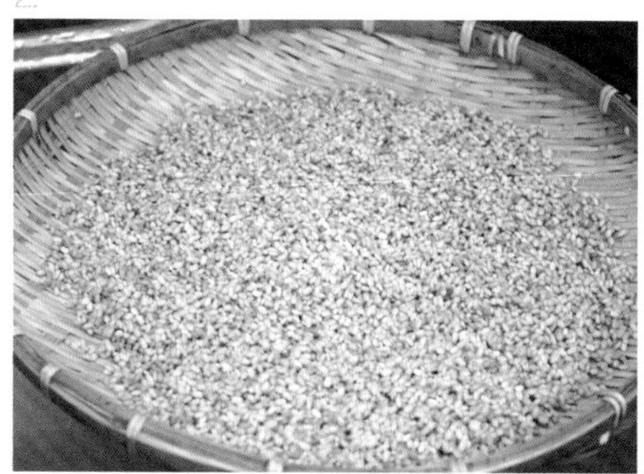

3.

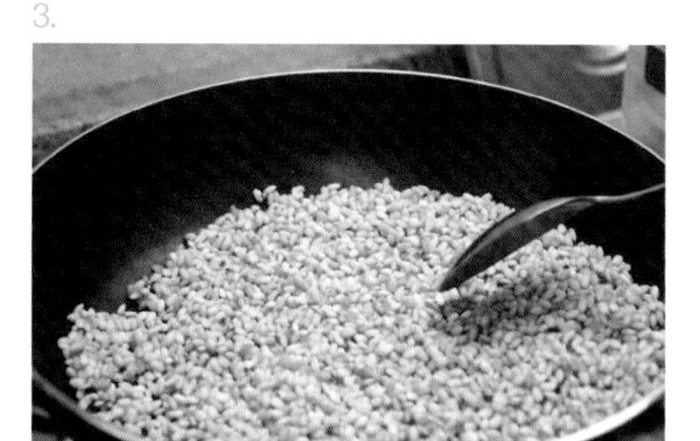

4.

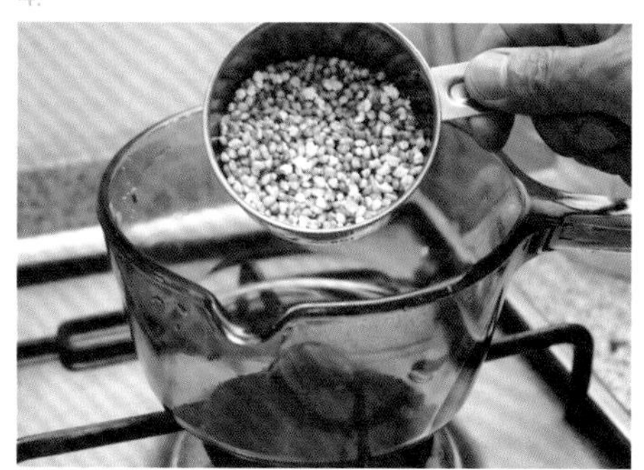

5.

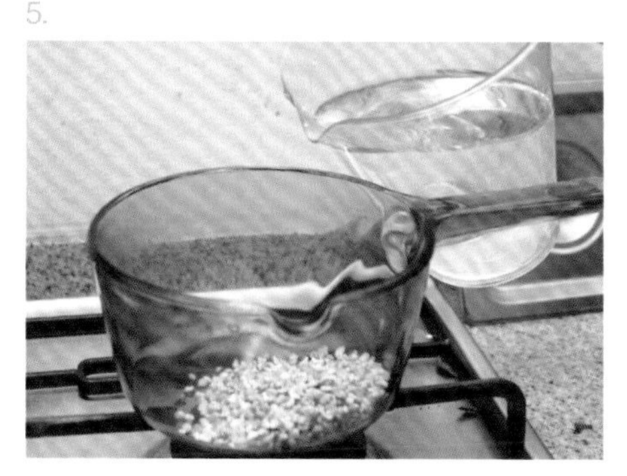

6.

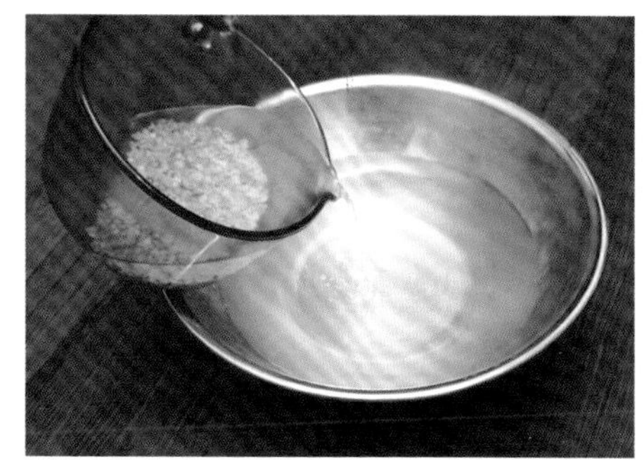

做法:

材料: 玄米300g, 水3L

1. 洗净玄米;
2. 平铺晾干;
3. 炒至玄米变成焦黄色, 注意不要放油;
4. 倒入约玄米量8倍的水中泡5分钟;
5. 倒掉头道水, 再倒入8倍量的水, 中火煮开, 即可饮用;
6. 可重复冲泡饮用。

黑豆汤 去除不饱和脂肪酸

适应人群 ■小阴人□太阴人□小阳人□太阳人

美容、生发

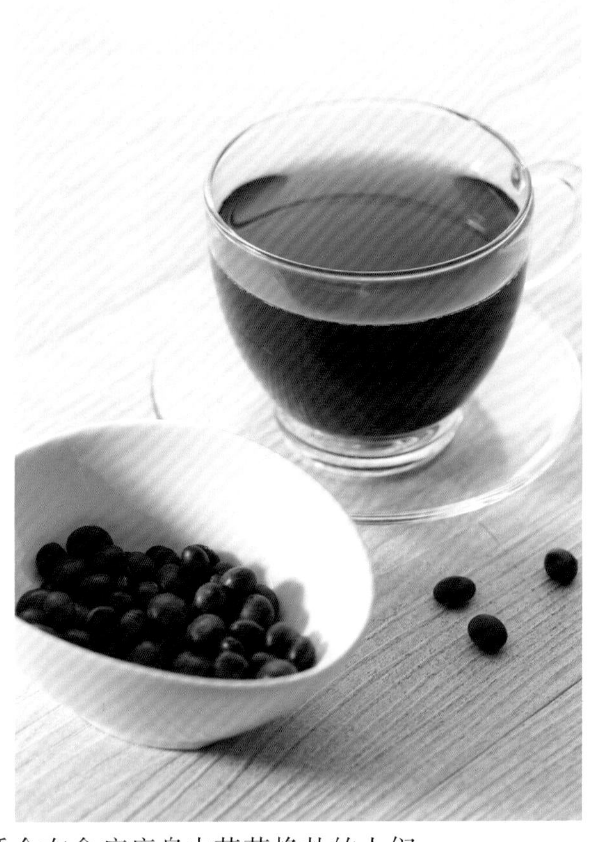

近来“黑色食物”带来的食疗热风席卷韩国，黑豆凭借美容和生发效果，当仁不让地成为代表性食品。黑豆内所含的大豆异黄酮可以抗氧化，帮助体内胶原蛋白的吸收，连续食用可达到美肤功效。如果你在为干枯分叉的发丝烦恼，那就不要迷信品类繁多的护发产品，其实小小的黑豆就能让你寻回理想中的青丝。

持续饮用黑豆汤能够增强皮肤的弹性和光泽度，这一效能决定了它适合在食疗瘦身中苦苦挣扎的人们。

不饱和脂肪酸是血管老化、心脏病和动脉硬化的元凶，而黑豆所含的皂苷成分是它的天敌。不过皂苷成分多存在于黑豆汤刚泡好时的泡泡里，千万不要一个不注意就把这么宝贵的成分倒掉哦。

1.

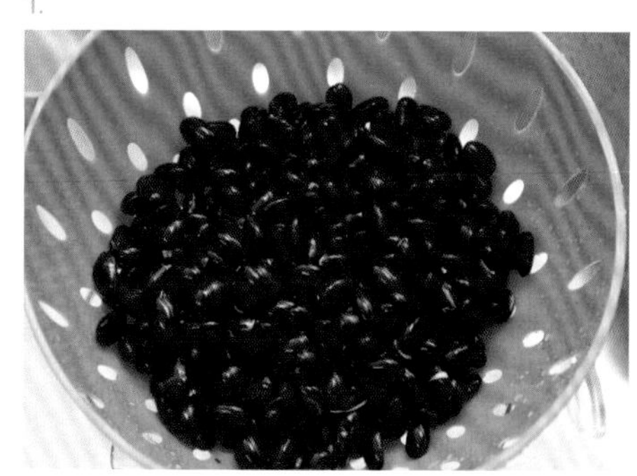

2.

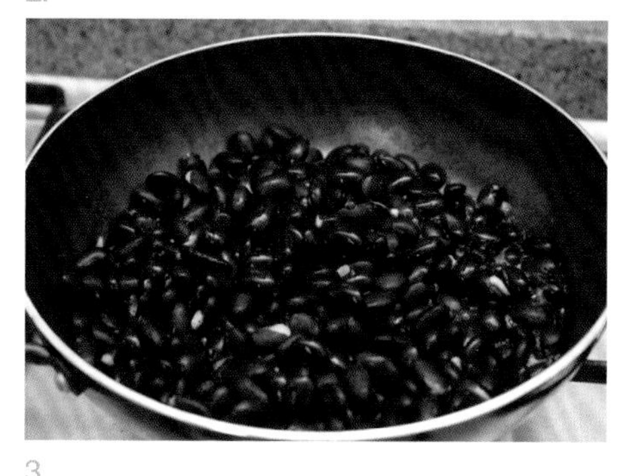

3.

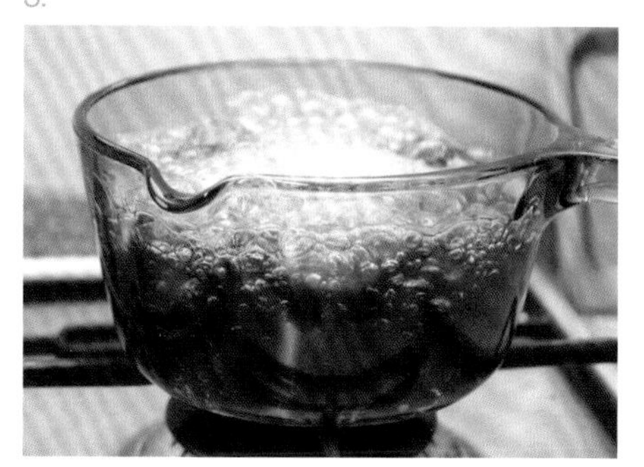

做法:

材料: 黑豆300g, 水3L

1. 黑豆泡发4~5小时后, 晾干;
2. 中火翻炒, 注意不要加油;
3. 倒入锅中煮沸, 汤水变色时完工, 注意不要去除汤水表面的泡泡。

薏米茶 调节食量

适应人群 □小阴人■太阴人□小阳人□太阳人

促进新陈代谢，改善睡眠质量

薏米富含铁、钙、氨基酸和维生素B等营养成分，有利于新陈代谢，制造饱腹感，是调节食量和瘦身的好帮手。

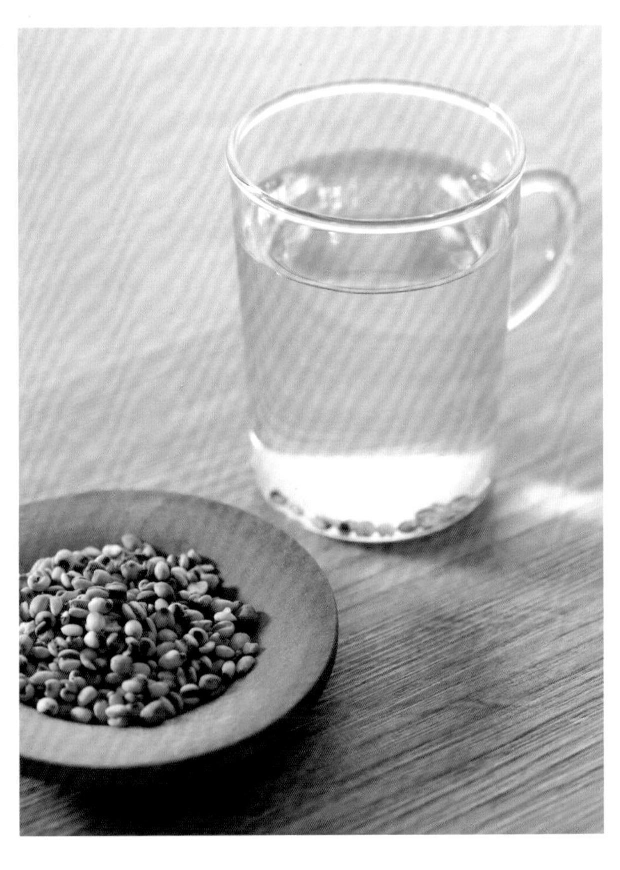

同时，受睡眠问题困扰的朋友们也不必担心，薏米茶可以解决这一难题。不规律作息导致了发胖和失眠的朋友们一定要注意定时定量地饮用薏米茶。而且薏米茶还能美白肤色、淡化色斑，让人拥有好血色。

薏米的烹饪方式多样，其中以饮料最为常见，市面上的薏米饮料为了调和口味，掺入了许多添加剂，请仔细研究成分表后购买。最让人放心的当然是自己亲手泡制的了。不过这里要提醒一下，体寒和消化不好的人不宜饮用薏米茶。

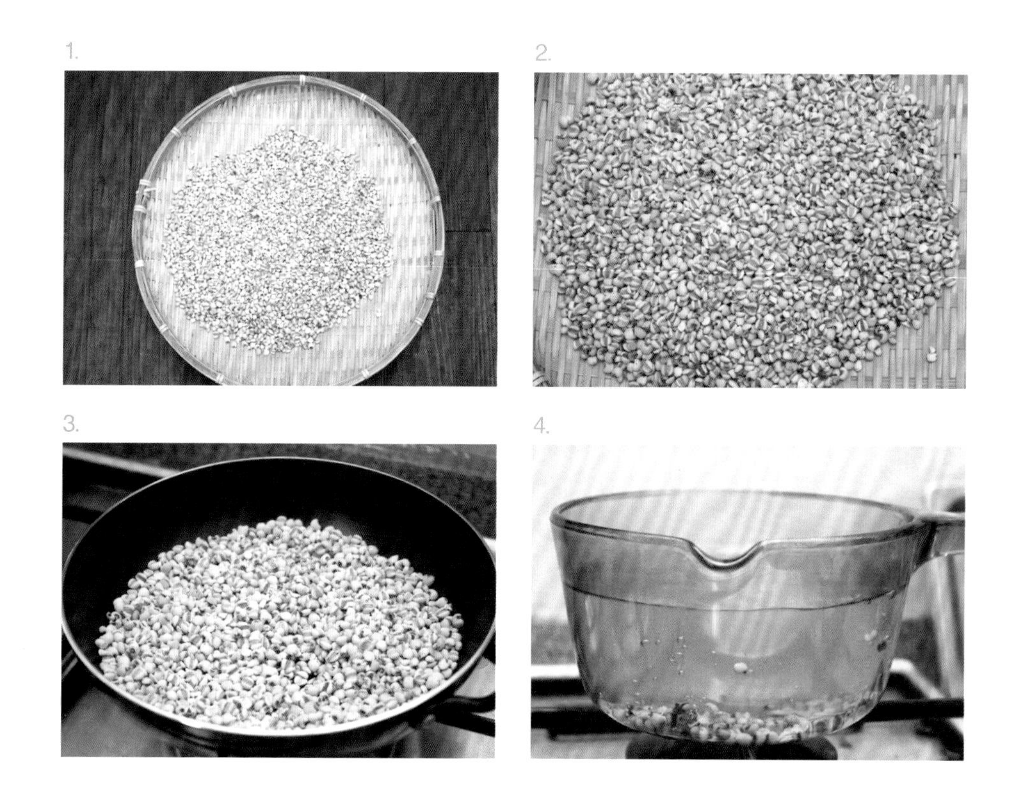

做法:

材料: 薏米100g, 水3L

1. 剔除薏米表面硬皮;

2~3. 小火翻炒薏米,由于薏米生、熟时色差不大,要注意观察,以防炒焦;

4. 加水煮30~40分钟即可。

柿叶茶 降血压

适应人群 □小阴人■太阴人□小阳人■太阳人

调节血压，提高机能

如果你认为柿子树上只有柿子是宝，那就大错特错了！柿叶对健康也是有多重益处的，制成柿叶茶后更是具有降血压、防止动脉硬化的奇效，对于希望通过分解体内多余胆固醇来瘦身的朋友们来说也是不错的选择。以前柿叶可能不容易求得，但是现在一般大超市里都能购买到。要是怕购入的柿叶加入了防腐剂，也可以选择亲自去附近农场采摘。

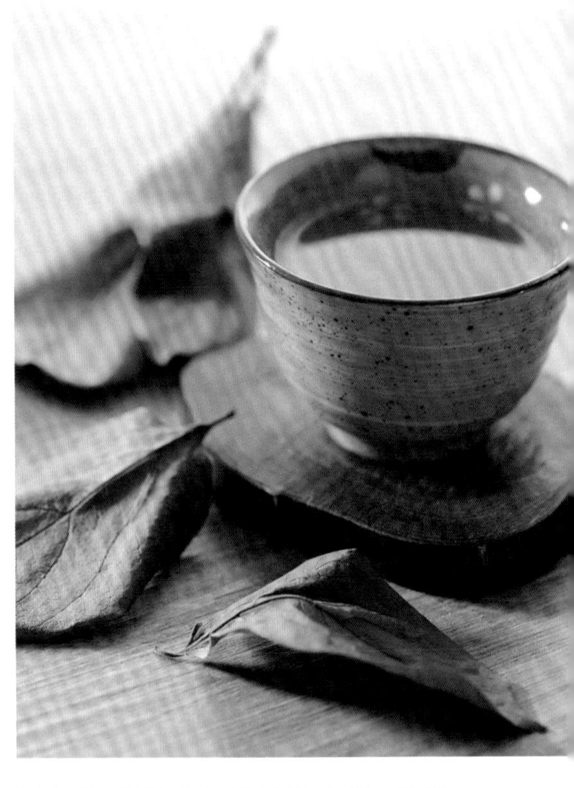

柿叶所含的维生素C和钙质是促进新陈代谢的必需品，也是净化血液和防治糖尿病的有力帮手。柿叶茶相对于其他茶类来说，咖啡因含量少，因此是小儿肥胖患者的福音。

柿叶中还含有鞣酸，鞣酸虽然口感微涩，却是出色的健脑食品，被学业问题困扰的学生们不妨喝点柿叶茶。

维生素C预防感冒的功效众所周知，柿叶茶在预防感冒的同时，还能排毒，提高免疫力，更重要的是，它在缓解女性生理痛方面的效果非常出众。

1.

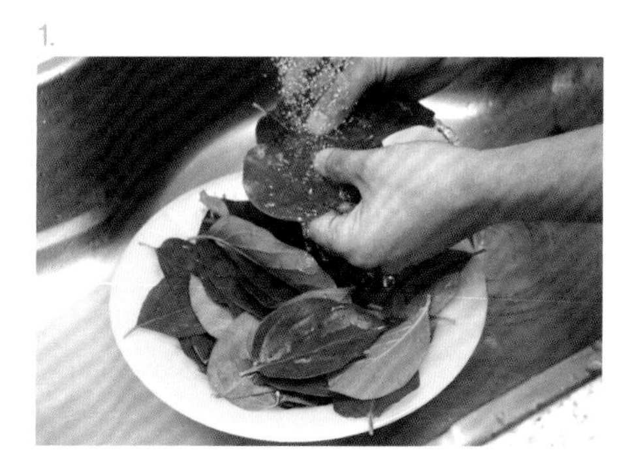

2.

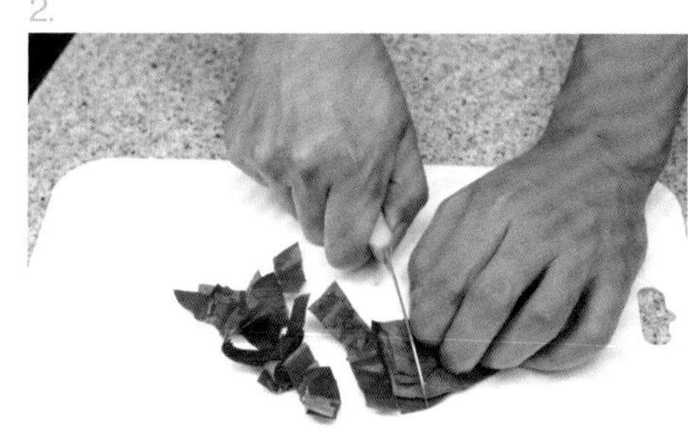

3.

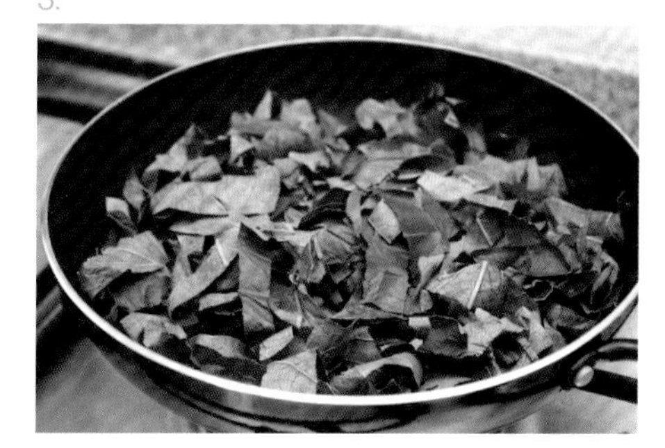

4.

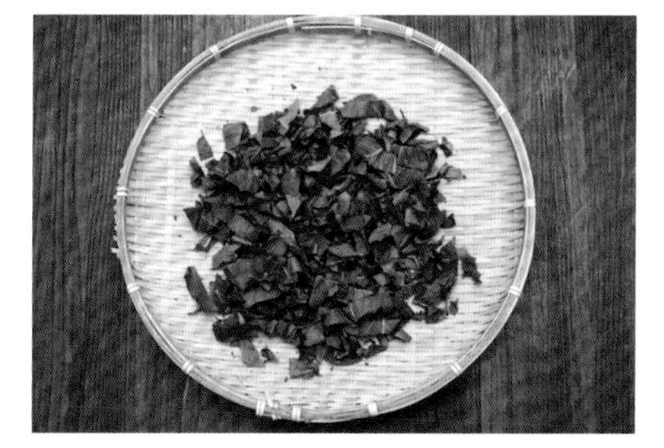

5.

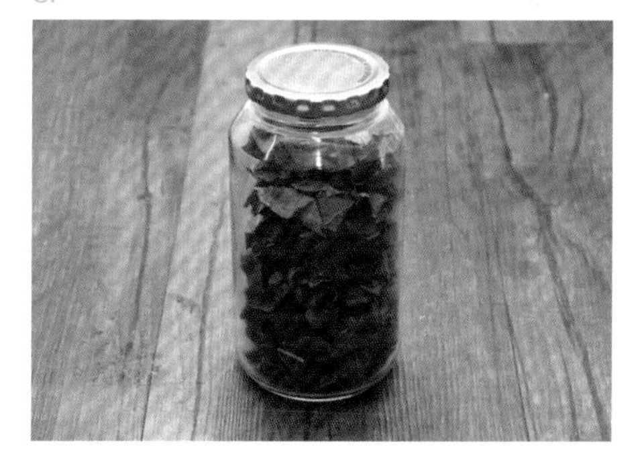

做法:

材料: 柿叶15g, 水1L

1. 洗净柿叶;
2. 切成易于冲泡的小条;
3. 放入锅中翻炒, 除去水分即可;
4. 将翻炒后的柿叶晒干;
5. 密封储存, 需要时随时取出, 热开水冲泡即可。

乌龙茶 分解脂肪

适应人群 □小阴人■太阴人□小阳人□太阳人

防治成人病，排毒有奇效

乌龙茶是在韩国流行的中国特色茶饮之一。乌龙茶由发酵后的茶叶制成，有利于分解能导致成人病的中性脂肪和胆固醇。

乌龙茶所含的咖啡因和鞣酸，是有效的抗疲劳、促使安定和排毒物质。

我们常喝的绿茶虽然也有溶脂的功效，但是并不适合体寒者饮用，但乌龙茶没有这种忌讳。

乌龙茶饭后饮用可以防止脂肪堆积。此外，它在抑制因压力产生不饱和脂肪酸，以及抗衰老、抗氧化方面的功效也是大家有目共睹的。

喝法：

1. 将茶罐和茶杯预热待用；
2. 取4~5g茶叶；
3. 加入90℃左右的水，在刚好可以浸泡到茶叶的位置停止，随后倒掉头道茶；
4. 再次加水，浸泡4分钟左右即可饮用；
5. 可以反复冲泡。

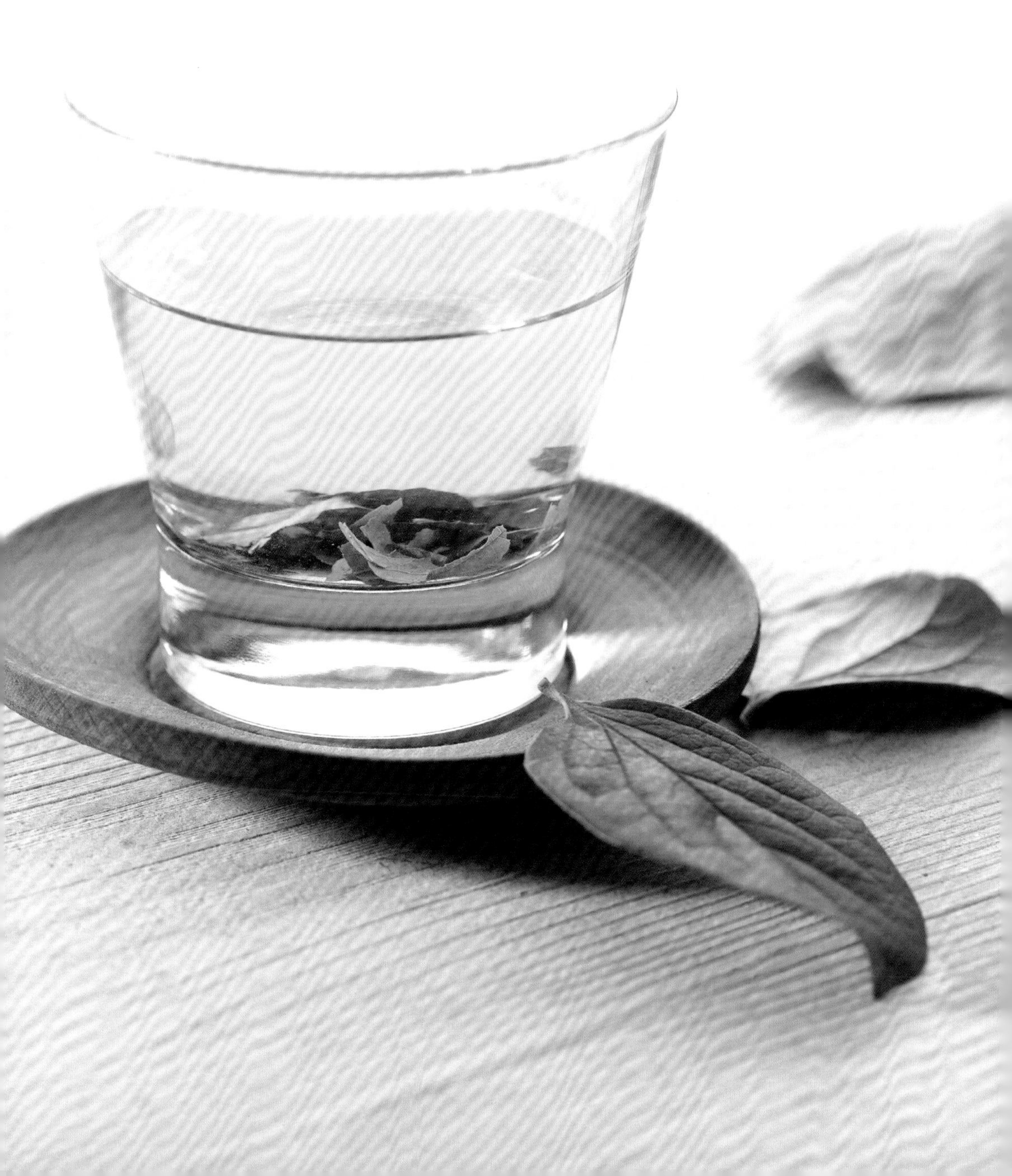

马黛（巴拉圭）茶 治疗失眠

适应人群 □小阴人■太阴人□小阳人□太阳人

扫清空腹感，赶走失眠症

被称为“南美绿茶”的马黛茶和咖啡、绿茶一起并称为世界三大天然花草茶。由于瘦身的奇特效能，在美国和欧洲炙手可热，在韩国也备受瞩目。

马黛茶可以提高血液给心脏的供氧速度，尤其是在运动后和压力大时饮用最为合适。同时，它可减缓乳酸在人体内形成和堆积的速度，是运动员和体力劳动者的福音。

丰富的矿物质、维生素使得它能够提供让人产生饱腹感的强大信号，在餐前饮用有助于调节食量。如果你深受作息不规律和失眠的困扰，那长期饮用马黛茶可以解放你，还你一个深度睡眠。

喝法：

1. 在茶杯内放入大约2/3量的马黛茶茶叶；
2. 用温开水冲泡，因其口味略苦，倒掉头道茶；
3. 再加入70℃左右的温开水冲泡饮用。

·马黛茶通常用名为“马黛杯”的茶杯冲泡，用名为“Bobilla”的搅拌棍搅拌。不过没有必要特意去买这些茶具，利用家中类似的茶具冲泡即可。市面上还有马黛茶粉出售，买回来用牛奶冲调也是一个不错的饮用方法。

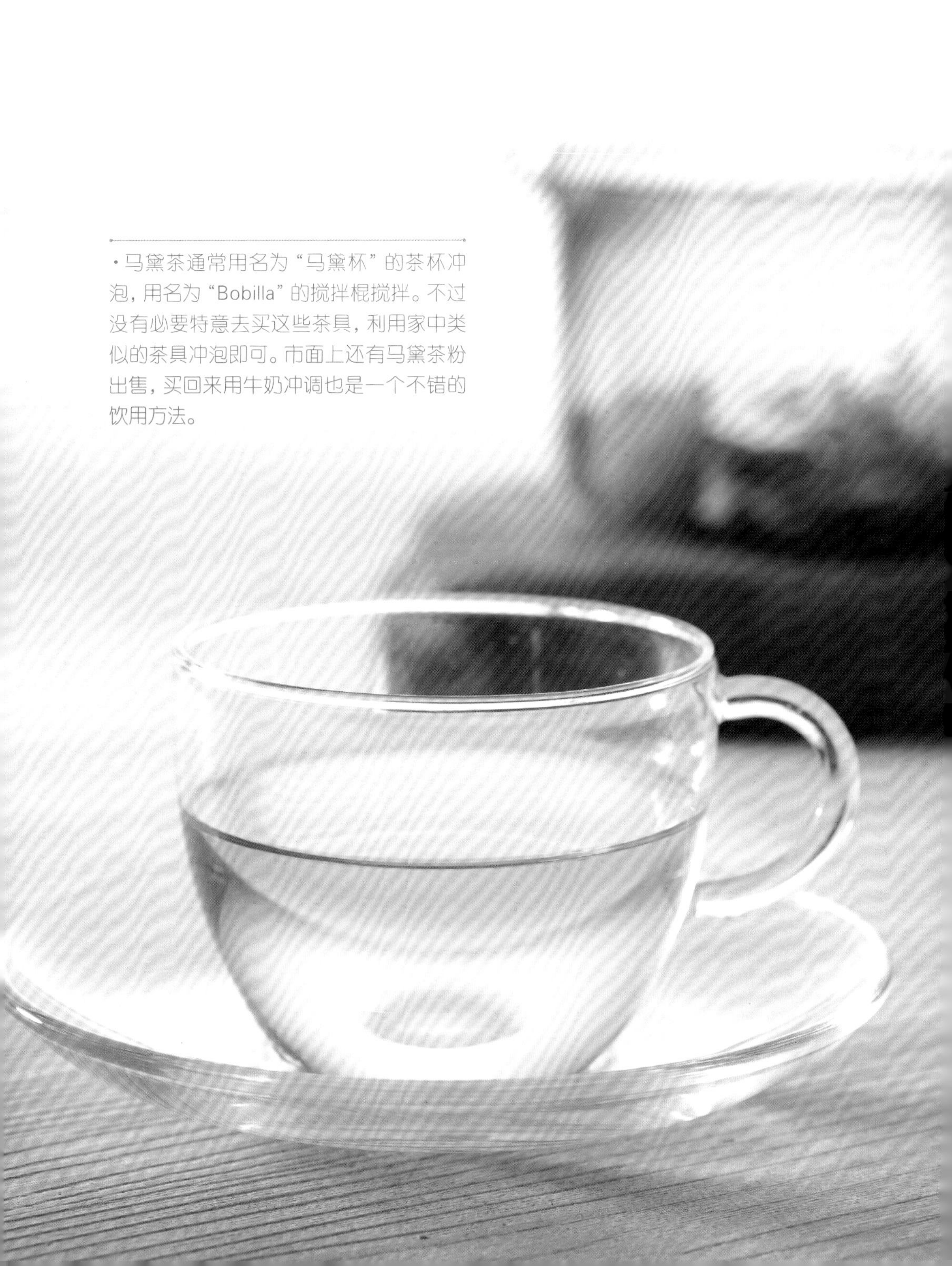

蒲公英茶 肝脏解毒

适应人群 □小阴人■太阴人□小阳人□太阳人

健肝益血

你可曾知道春天随处可见的蒲公英从很久前起就被用作药材了呢？中医将蒲公英的叶和根部分开使用，分别用于不同的料理和药材里。

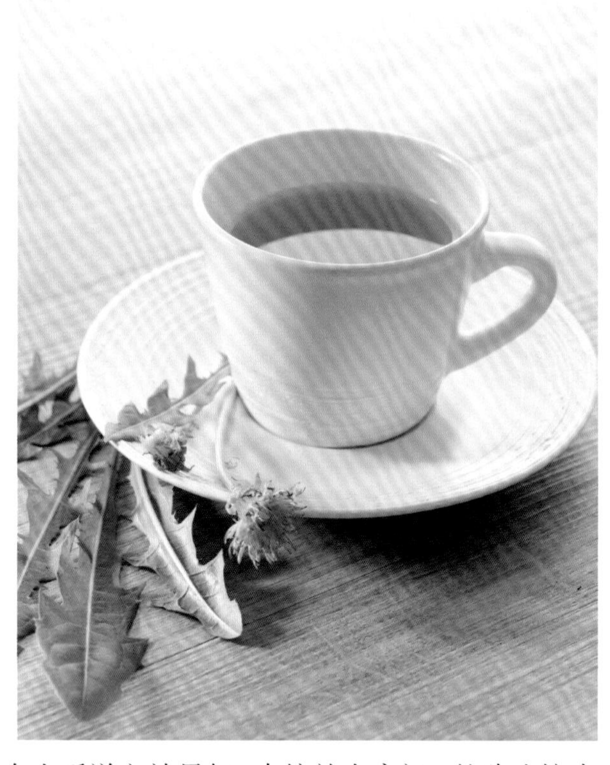

中医上说蒲公英补肝和胃。尤其在没胃口、没力气，或者是有腹泻和便秘症状时，能够帮助消化，治疗呕吐和贫血症状。

近来蒲公英因其瘦身效果显著获得了相当高的人气和关注度。甚至有人听说它效果好，直接就在家门口的路边摘来食用。可是希望大家能注意，蒲公英是一种不挑剔生长环境，极易生根发芽的植物，在都市里生长起来的蒲公英可能会因为大气土壤污染而致毒。如果要食用蒲公英，还是在山林里采摘，或是买泡茶专用型的更为安全。

做法:

材料: 蒲公英根20g，水1L

1. 洗净蒲公英根；
2. 先将水煮沸，再加入蒲公英根；
3. 每天饮用2~3杯，剩余的可冷藏。

1.

2.

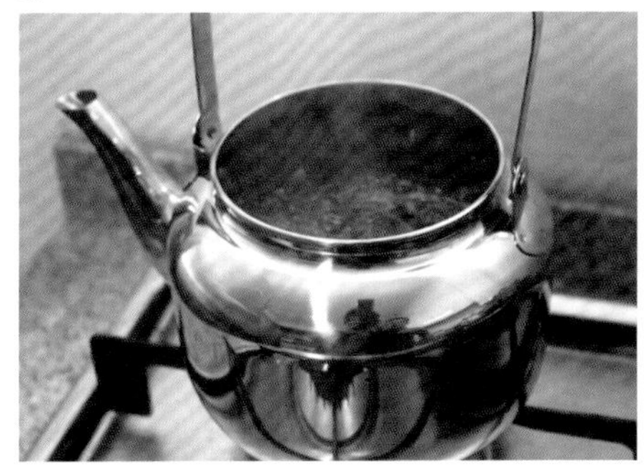

3.

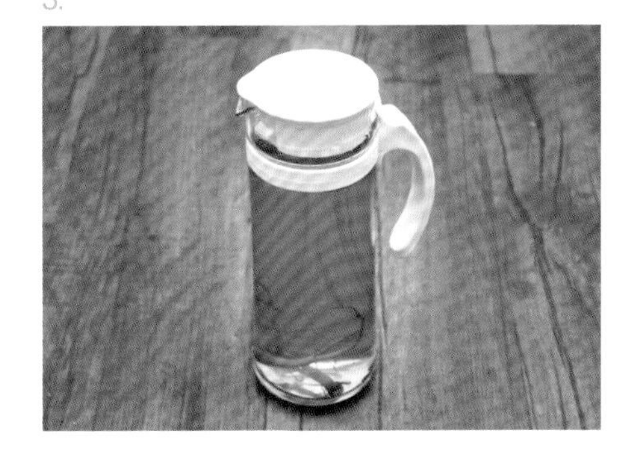

· 蒲公英的花和叶也可泡茶用。

艾草茶 清香开胃

适应人群 ■小阴人□太阴人□小阳人□太阳人

强健胃和心脏，防治妇科疾病

艾草易获取，功能多，是健康食品的代表之一。性暖，参与血液循环，净化血液，可以强健胃、肝脏和心脏，适合怕冷的人们服用。此外，有暖宫的效果，对长期受体寒、白带异常和痛经影响的女性来说也是件宝物。同时，艾草能够排毒，代谢脂肪，还能帮助恢复元气，是担心因瘦身引起体寒者的不二之选。

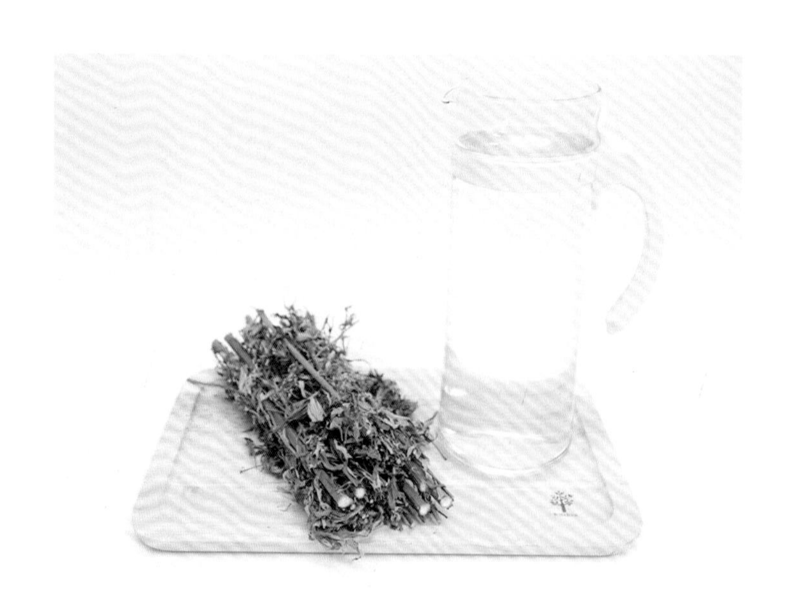

1.

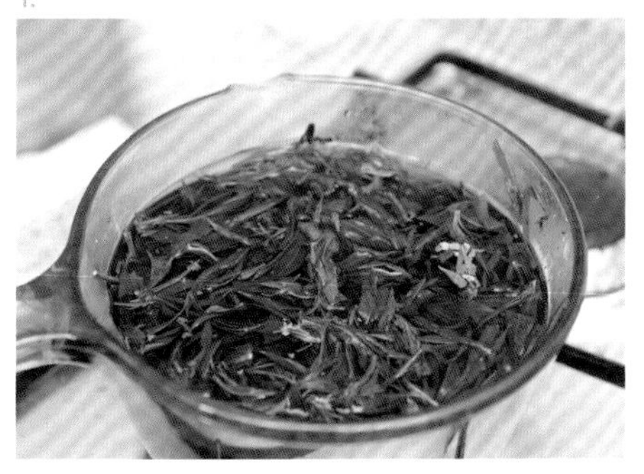

2.

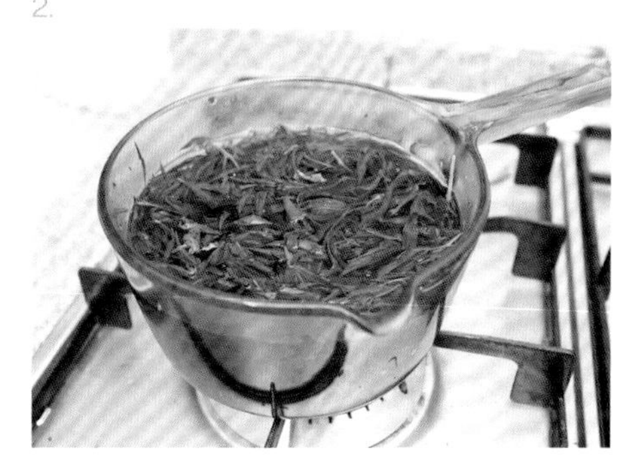

3.

做法:

材料: 艾叶一把，水1.5L

1. 摘取干艾草的叶子。摘取艾叶后，撕成小条，洗净，放在阴凉处3天风干，加入水中煮沸；
2. 小火慢炖，在水只剩下2/3时关火；
3. 过滤掉艾叶，只喝汁水。

• 艾叶茶也可冲泡饮用，可直接倒入沸水，冲泡5～10分钟后再饮用。

木瓜柚子茶 调和气血、净肤美肤

适应人群 ■小阴人□太阴人□小阳人□太阳人

抗衰老，促进新陈代谢

柚子中维生素C的含量是柠檬的3倍，防止黑色素沉积、淡化雀斑的功效不可小觑，是一款抗衰老的佳品。另外，它有利于强健毛细血管，参与血液循环，在排毒的同时，为细胞输送营养，打造更为年轻的肌肤。手脚冰凉、不爱出汗的朋友可以多尝试这款饮品。女性之友柚子和木瓜一起制成的茶饮，会有股特别的香甜，是下午茶的甜蜜选择。

《本草纲目》上曾经记载过，木瓜可解酒，烤着吃可以治腹泻。木瓜香气沁人心脾，但是果肉难和果皮分离，

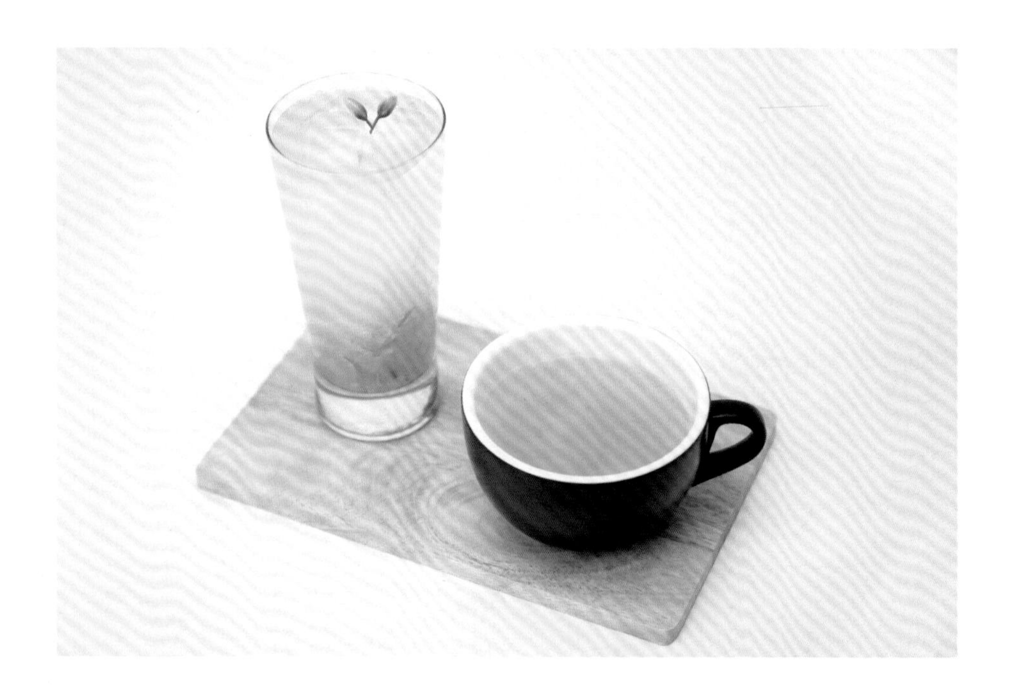

多做成木瓜干和木瓜茶食用。其表面含有的精油成分，也使得它的美容健身效果更加出色。

有的木瓜食用起来略苦涩，是因为其含有鞣酸成分。鞣酸能够有效治疗腹泻，因此不适合便秘患者饮用。尿频患者和心脏病患者也应忌饮。吸烟者常饮木瓜茶有助于改善咽喉和肺部问题。另外，木瓜内含有的苹果酸和柠檬酸虽然使它口感略酸，但有助于新陈代谢和消化。

做法：

1. 柚子剥皮，将果皮切成细条，泡在醋水里消毒，然后沥干；
2. 剥出柚子果肉，去掉白色的柚子络，将果肉揉成细条；
3. 将切碎的表皮和果肉混合，装入瓶内，加入白砂糖；
4. 洗净木瓜，分成4等份，剔除，切成小条；
5. 木瓜条和白砂糖按照1∶1的比例添加，并装瓶；
6. 2周后可取出，按照木瓜和柚子1∶3的比例冲泡饮用。

石榴五味子茶 肉食者专用

适应人群 □小阴人■太阴人□小阳人□太阳人

明眸，改善女性生殖系统问题

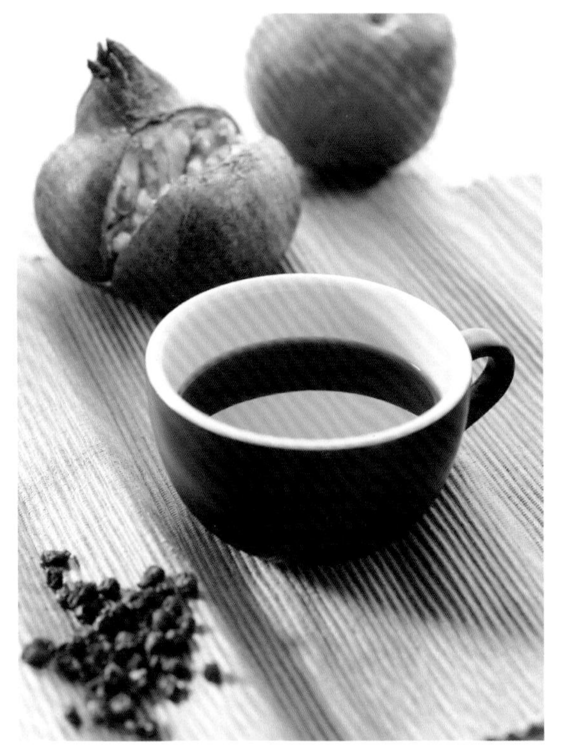

石榴的果皮和果肉均能防治高血压和动脉硬化。石榴汁可入酒，也可以制成浓缩液、饮料和零食。石榴含有大量的维生素A，可明眸，缓解长期面对电脑引起的视力疲劳和干眼症。长期以肉食为主的朋友也可多食用石榴，来调和自己的体质。

五味子果皮略酸，果肉甜美，籽又辣又苦，整个吃起来又带咸味，因而得名。五味子可以刺激中枢神经，达到提神醒脑的效果。五味子素、柠檬酸、苹果酸和柠檬醛等成分能够强健心脏，降低血压，帮助恢复元气。

这款饮品在瘦身时饮用，可以在补水的同时，供给身体所需的微量元素。低卡路里又有高营养，是不可多得的瘦身食品。石榴五味子茶味酸，有收敛作用，对子宫健康和气血畅通有奇效，特别适合女性朋友们饮用。

1.

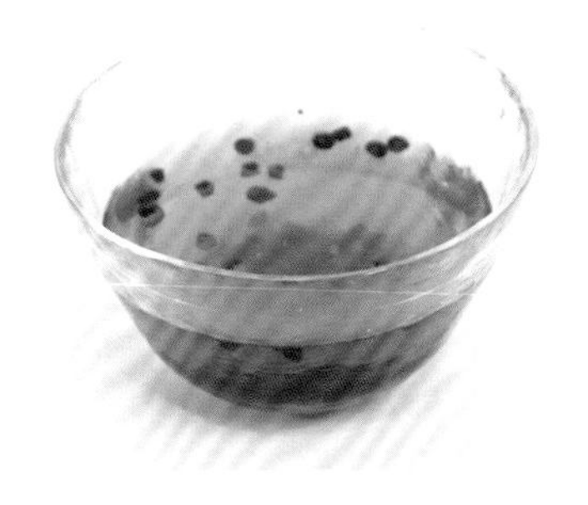

2.

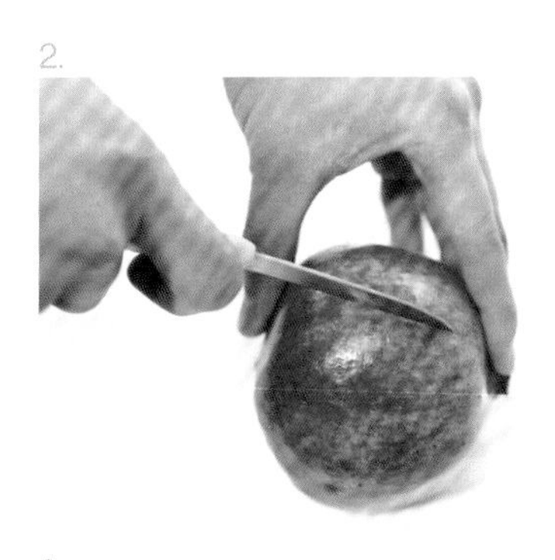

3.

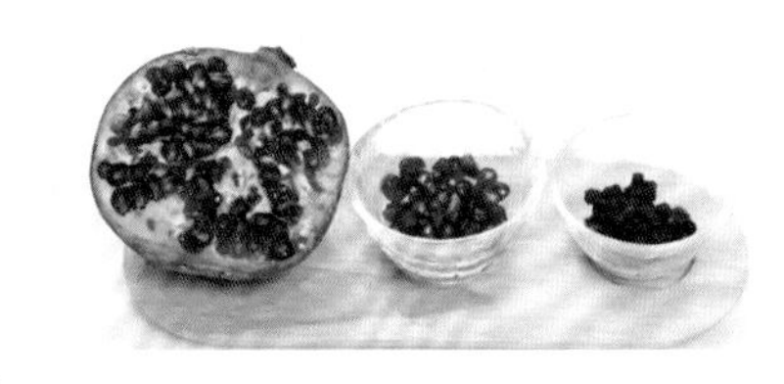

4.

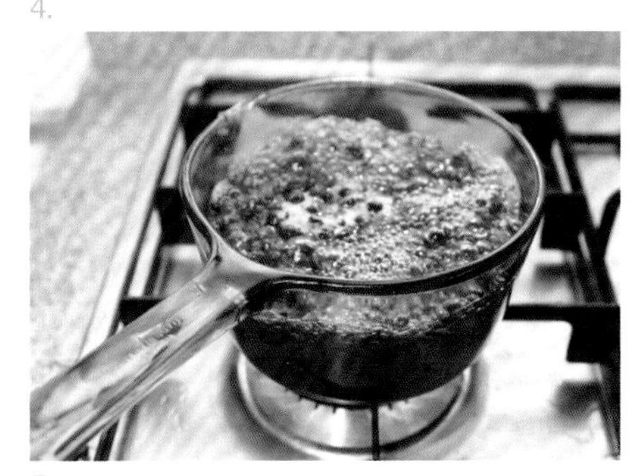

5.

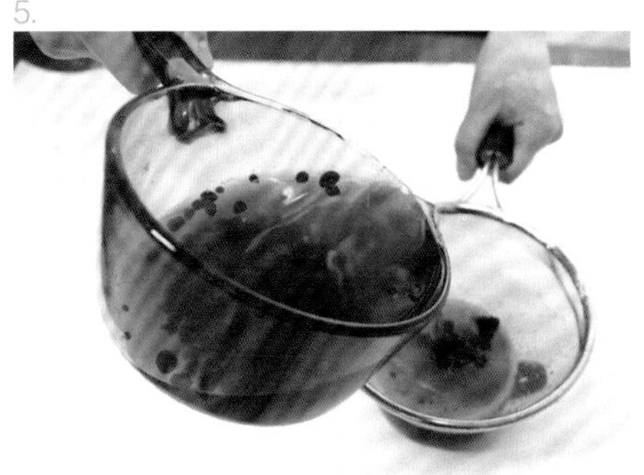

做法:

材料: 五味子10g，石榴1/2个（170g），水1.5L

1. 洗净五味子，加水泡10小时；

2~3. 将石榴切开，取出一半果肉待用；

4. 将泡过五味子的水倒入石榴果肉中，中火煮沸；

5. 过滤掉渣滓，只喝汤水。

柠檬青梅茶 提神

适应人群 ■小阴人□太阴人□小阳人□太阳人

消除疲劳，强健肠胃

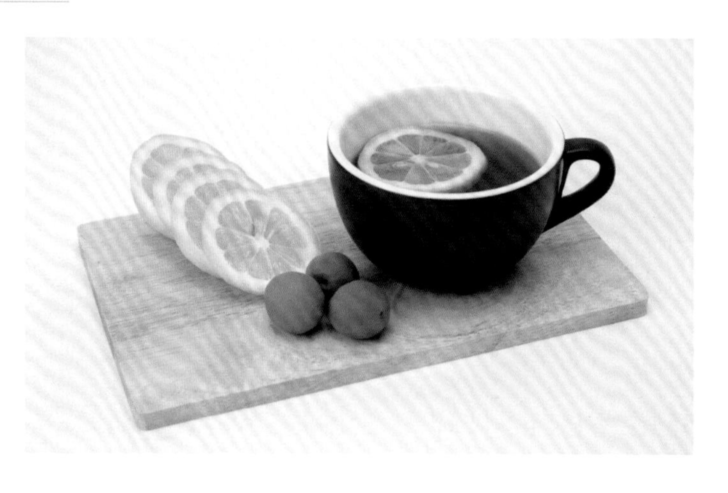

在慵懒的午后，来一杯酸酸甜甜的柠檬青梅茶可好？它能提神醒脑又酸甜可口。

相较于柑橘类水果，柠檬所含的纤维素、钙质和维生素C都丰富得多。钙质是橘子的2倍，维生素C是橘子的3倍，是非常棒的水果。但由于味酸，让多数人对它敬而远之，最多也只是在配菜时充当调味料。

但柠檬和青梅相遇时，却是让人意想不到的可口。青梅含有的葡萄糖是葡萄的10倍，具有产出糖分、帮助消化和消除疲劳的杰出功效，它含有的苹果酸也能改善消化不良。此外，青梅的解毒和杀菌功能，是食物中毒的克星。柠檬中维生素E含量丰富，可以美肤；青梅可以刺激唾液分泌，这款饮品不仅可以强健肌肉和骨骼，还兼具美肤滋润的功效。

需要留心的是青梅直接食用太酸，不利于牙齿健康，可以蘸盐或糖食用。

青梅和柠檬虽然单独食用口味欠佳，但是一起泡茶却别有一番风味。

1.

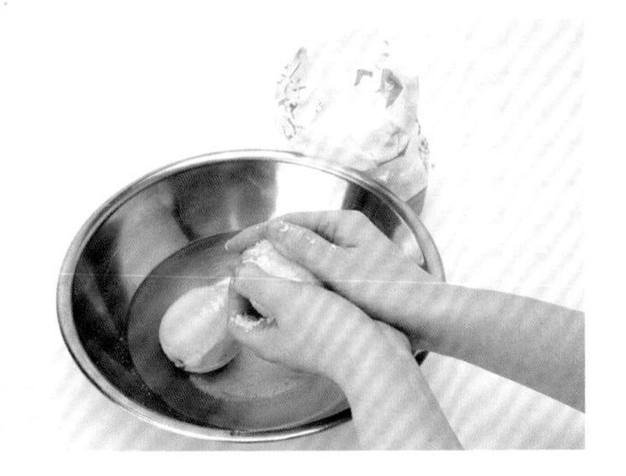

2.

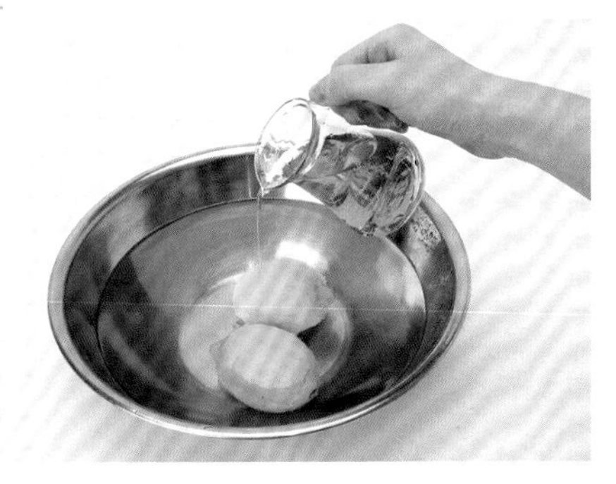

3.

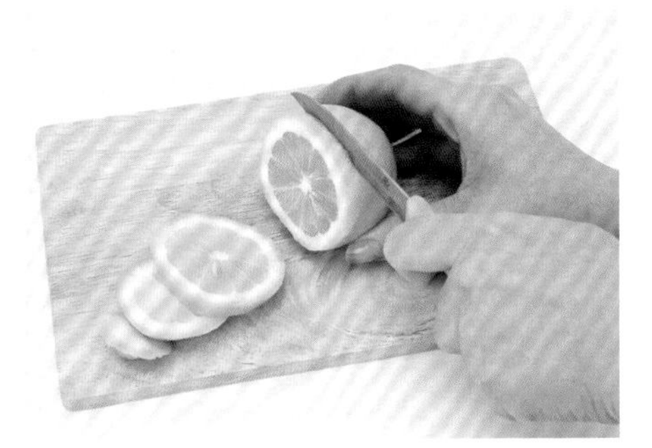

4.

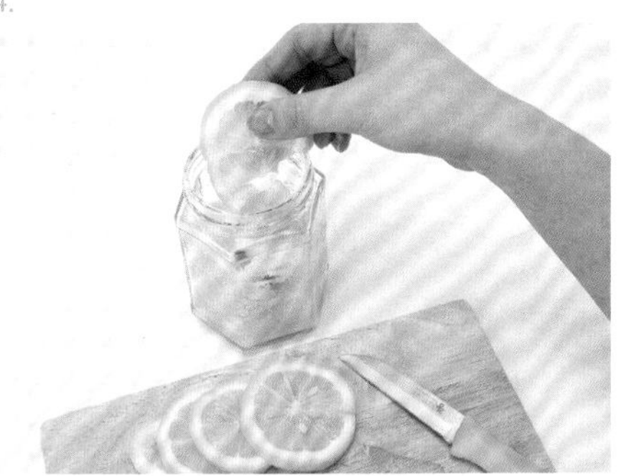

5.

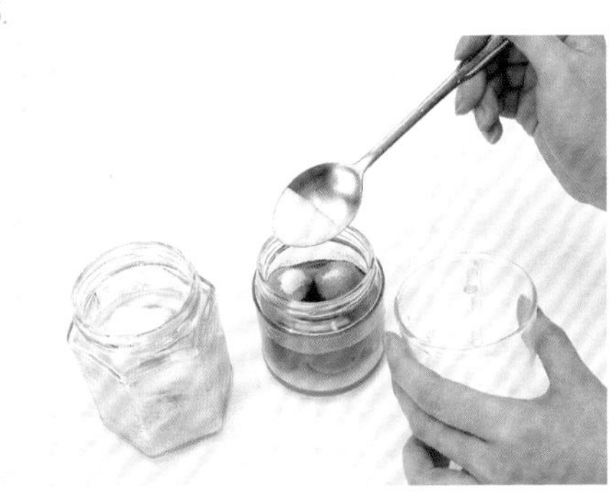

6.

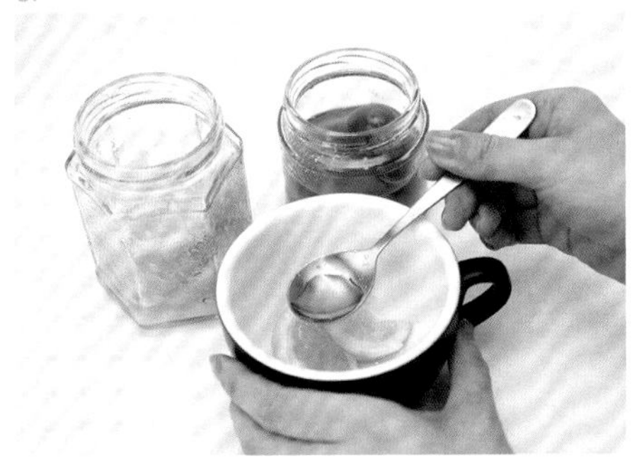

做法:

材料: 柠檬汁60mL，青梅汁60mL，水200mL

1. 用粗盐洗净柠檬表皮；
2. 用醋水浸泡柠檬，用以消毒；
3. 将柠檬切片，去籽；
4. 按一片柠檬一层糖的顺序装瓶；
5. 青梅和糖按照1∶1.3的比例装瓶；
6. 放置，等柠檬和青梅渗出汁后，用温水冲泡即可饮用。

红枣甘草茶 瘦身又抗衰老

适应人群 ■小阴人□太阴人□小阳人□太阳人

抗衰老，改善更年期症状

红枣甘草茶有显著的抗衰老和平心静气的功效。

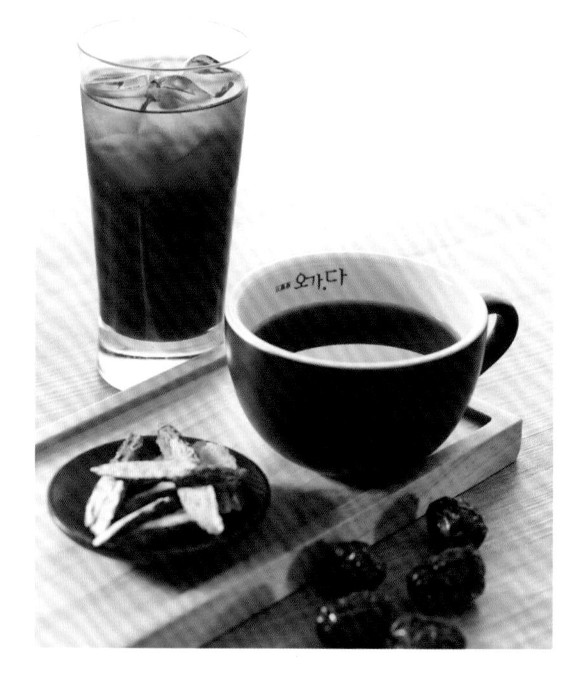

红枣是历史悠久的传统食物，兼具食用和药用两大功能，在中医看来是延缓衰老，永葆青春的神奇药材，性温，可暖胃。《东医宝鉴》上记载：长期服用，身体轻便，延缓衰老。这些都归功于红枣内含的维生素、膳食纤维、黄酮和矿物质等营养成分，它们使红枣成为抗衰老佳品。β胡萝卜素成分可以有效预防成人病，半乳糖、蔗糖、麦芽糖等糖类成分让红枣尝起来香甜，又同时具有安抚神经的功效，对于抑郁烦躁的更年期女性很有效，也特别适合在减肥期间倍感焦虑的人。

甘草自古有“十方九草”之美誉，这不单单是指它是一味药材，更是说它性温味甘，能够调和中药之苦涩，祛之毒性。

1.

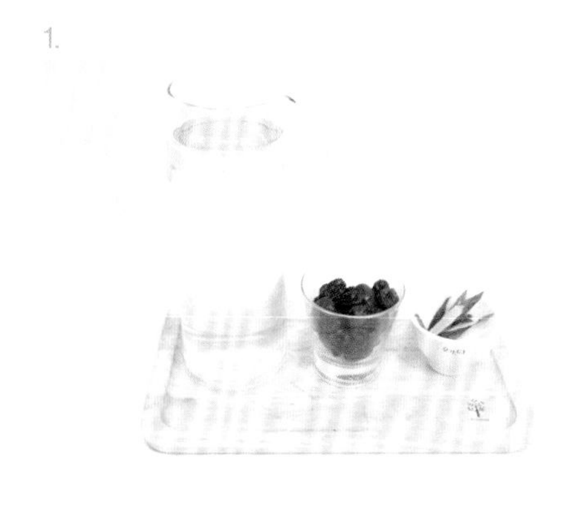

2.

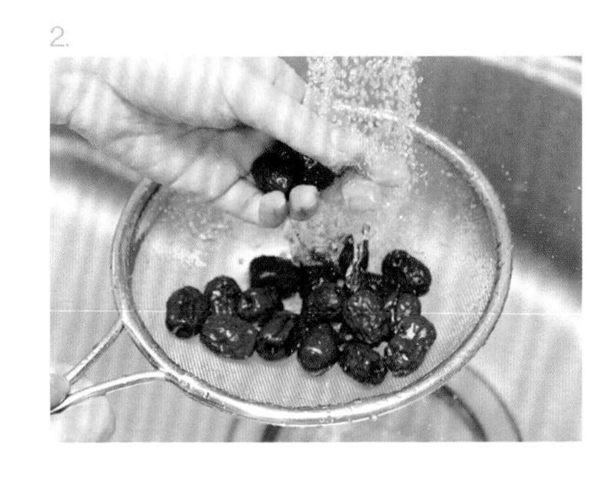

3.

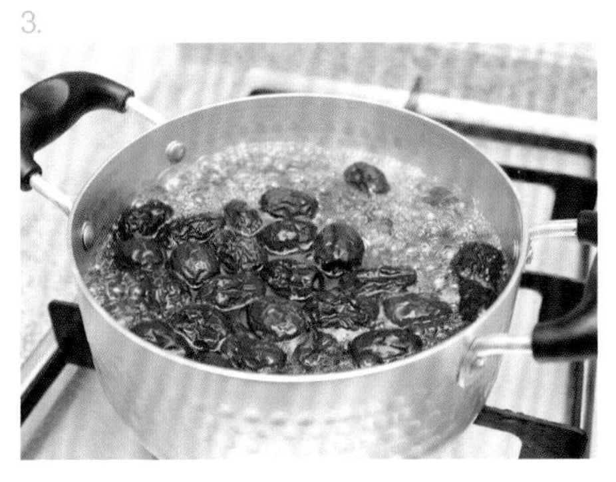

4.

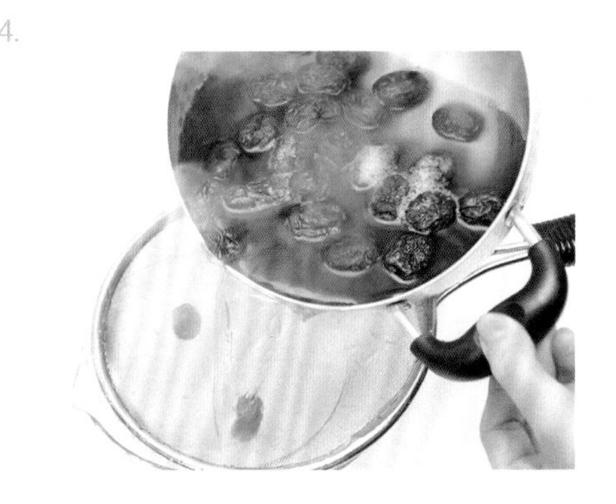

做法:

材料: 红枣干60g, 甘草8g, 水1.5L

1. 准备好材料;

2. 洗净红枣和甘草;

3. 放入锅中煮1小时;

4. 过滤掉渣滓, 饮用汤水。

生姜陈皮茶 养胃

适应人群 ■小阴人□太阴人□小阳人□太阳人

预防感冒，止咳化痰

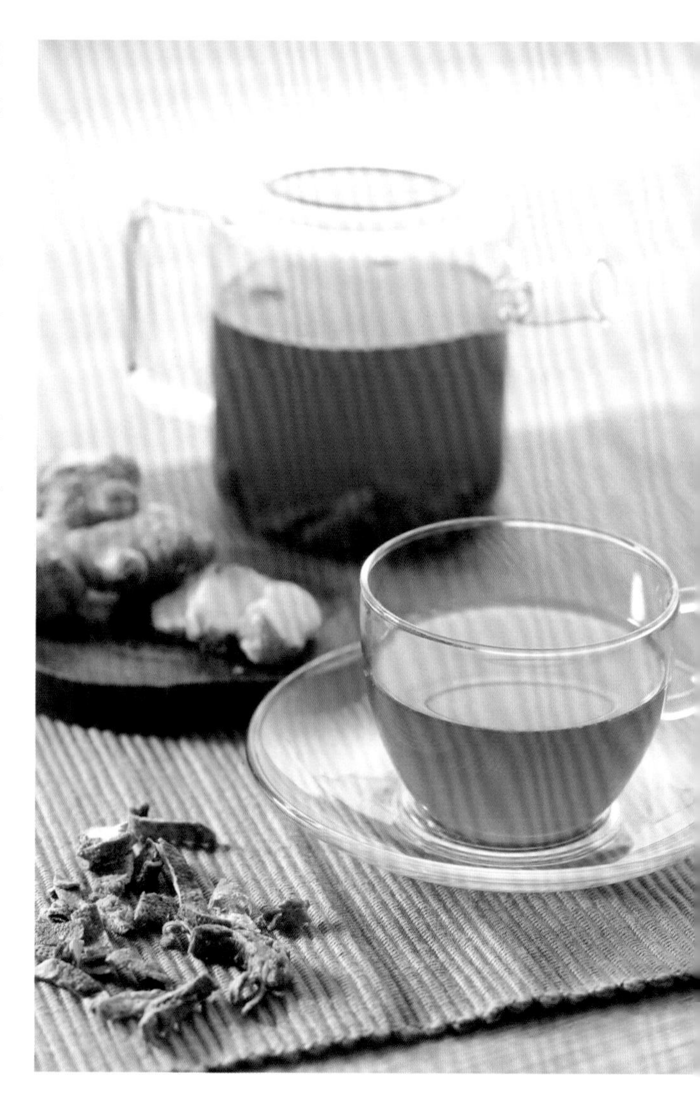

生姜有助新陈代谢和血液循环，还可以调节体温，增加排汗，预防感冒。但是食用过多容易导致胃液分泌过剩、烧伤黏膜，需要留心。胃不好的人最好食用熟的生姜。

陈皮即橘子皮，时间越长越好，颜色越红越好，也因此而得名。陈皮的维生素C含量是橘子果肉的4倍，适合饮用或泡澡。陈皮也是强健肠胃的好东西，适合平时常常噎食、消化不良和痰多的人食用，是治疗因食用生冷食物打嗝的特效药。陈皮性温，适合所有人，尤其适合小阴人食用。

生姜陈皮茶性温，止咳化痰，有助消化，香味独特，值得一饮。

1.

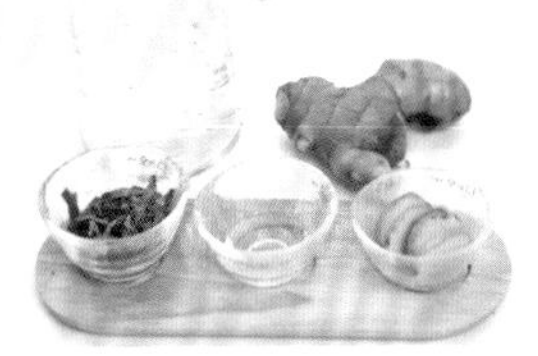

2.

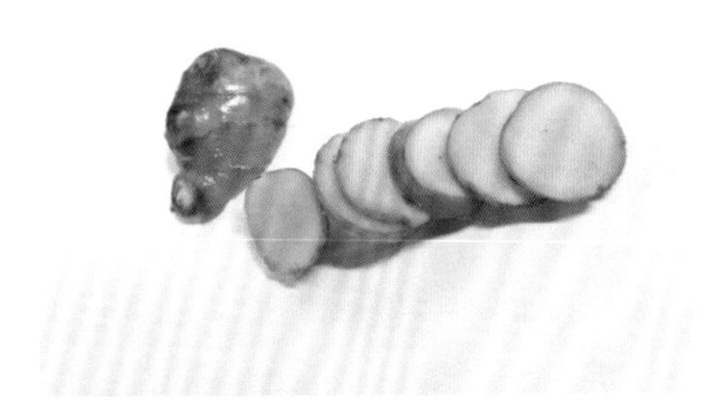

3.

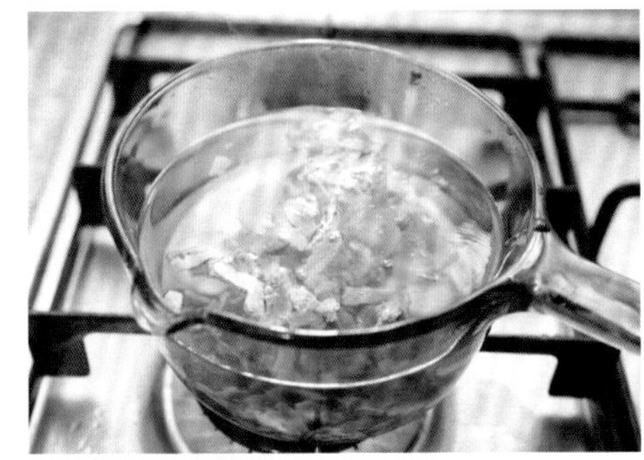

4.

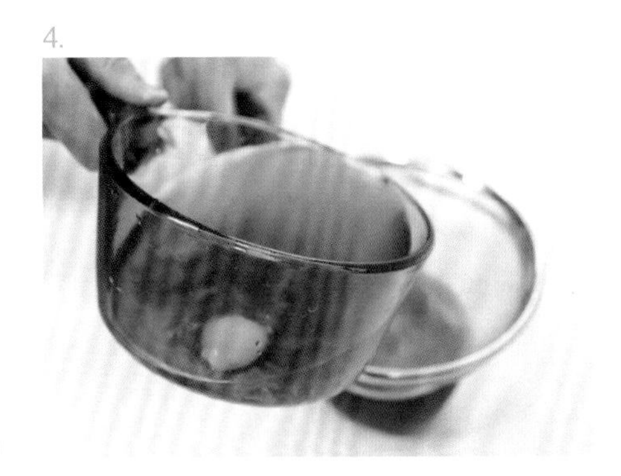

做法:

材料: 生姜20g, 陈皮15g, 水1.5L

1. 准备食材;
2. 洗净生姜, 切成适当大小待用;
3. 将生姜倒入水中煮30分钟, 然后加入陈皮, 再次煮沸;
4. 过滤掉渣滓, 饮用汤水。

南瓜玉米须茶 美容、防治不孕

适应人群 ■小阴人□太阴人■小阳人□太阳人

利尿消肿，提高免疫力

南瓜玉米须茶利尿作用显著，适合容易浮肿的人饮用。

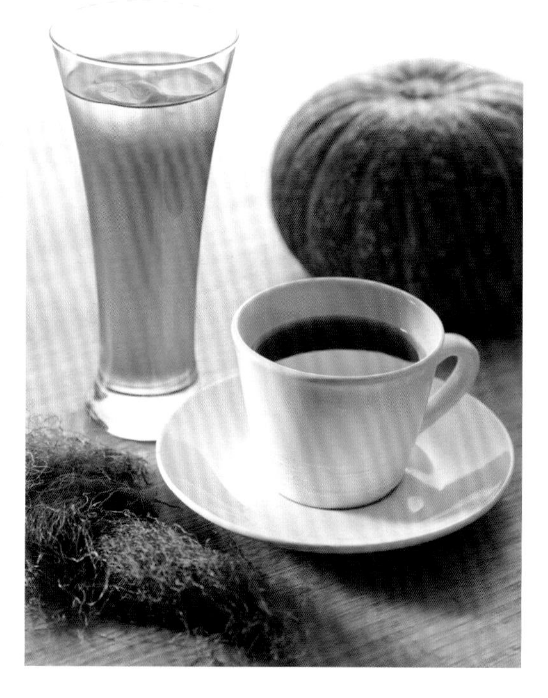

南瓜含有丰富的维生素、矿物质和膳食纤维，有利于改善因血液循环不畅引起的疾病。肾脏不好、浮肿厉害的人士及产妇也特别适合食用。南瓜中含有大量维生素A，可以提高视力，治疗夜盲症。长期食用的话，其中所含的β胡萝卜素可发挥作用，提高人体免疫力，预防癌症。

玉米含有丰富的蛋白质、纤维素、维生素、无机物等营养物质，可以给肌肤补水，增强肌肤免疫力。其中所含的维生素E可以滋润皮肤，更能预防不孕症，是女性之友。玉米吃起来香甜，不仅可以抑制想吃其他零食的食欲，而且卡路里低，饱腹感强，是理想的减肥佳品。如果你减肥时会产生不安情绪，那么不妨试试多吃玉米，玉米在产生饱腹感的同时，还有安神静心之效。

当玉米遇上南瓜，一款降低血压血糖，又兼具消肿减肥功效的美味饮品就诞生了。

1.

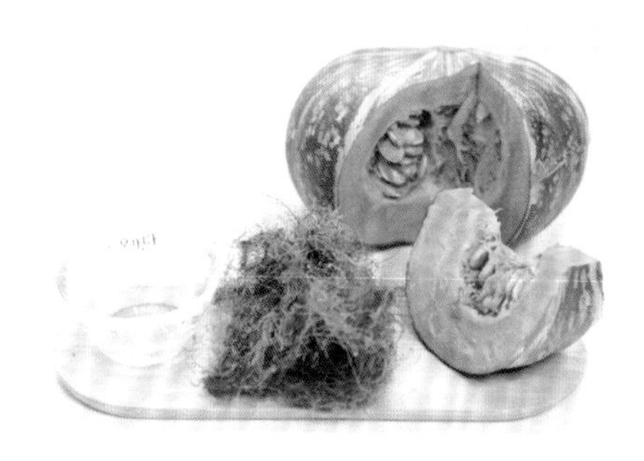

2.

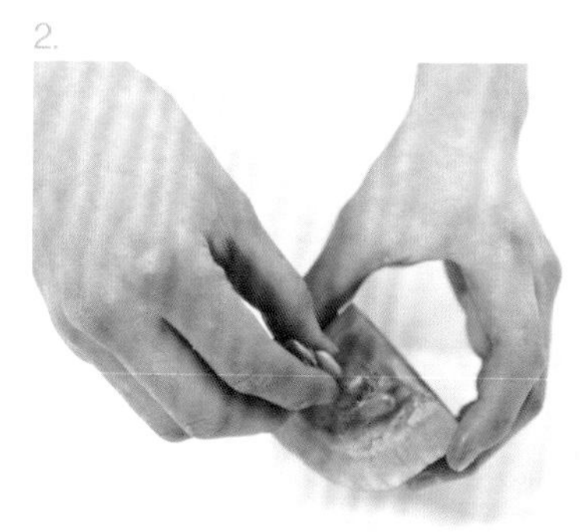

3.

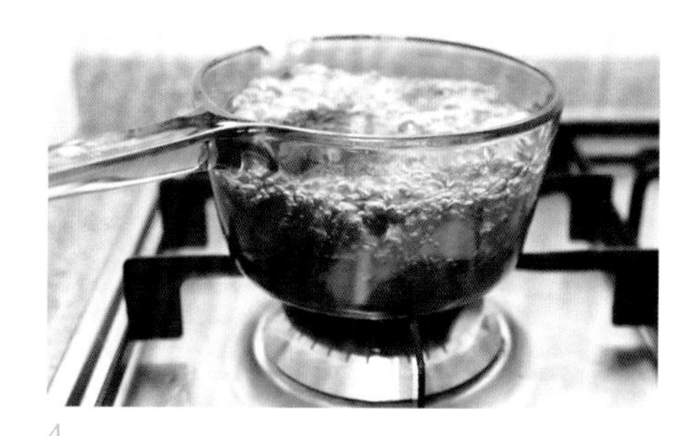

4.

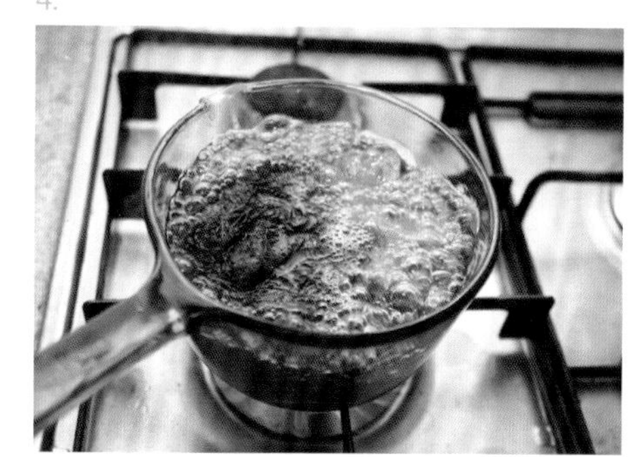

5.

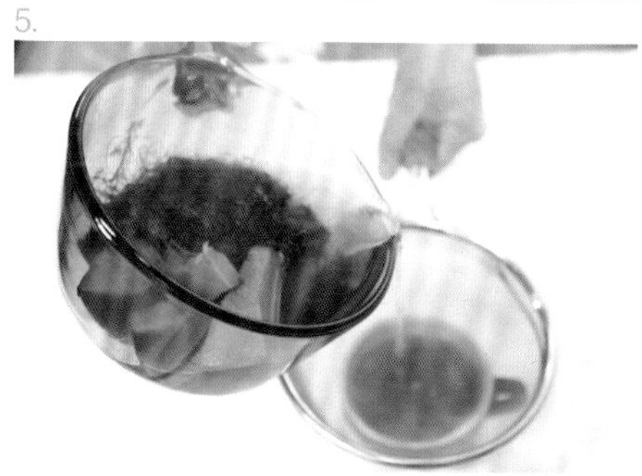

做法:

材料: 南瓜1/4个, 玉米须2~3g, 水1.5L

1. 洗净南瓜, 切下1/4待用;

2. 剔除南瓜子;

3~4. 将洗净的玉米须(炒过后风味更佳)和南瓜一起放入水中煮沸;

5. 过滤掉渣滓, 饮用汤水。

葛根枸杞茶 解酒益肝

适应人群 □小阴人■太阴人□小阳人□太阳人

护胃护肝，消除宿醉

枸杞含有枸杞色素、甜菜碱、阿托品、天仙子胺等成分，其中甜菜碱对于护肝益处良多，可以治疗肝炎、脂肪肝和黄疸患者，还能消除酒精中毒和宿醉。平时消化不良和肝脏不好的人一定要多多食用。需要注意的是枸杞树的根茎都有毒，食用枸杞子是最好的选择。

“黑土里的珍珠”说的就是葛根。它对于消除宿醉、护胃护肝、帮助消化颇有效果，也能帮助快速消除疲劳。此外，类似体内重金属沉积等疾病也可以预防和治疗。

肝脏不好，想要消除宿醉烦恼的人请常饮用葛根枸杞茶，慢慢地自会体味到其中的奥妙。

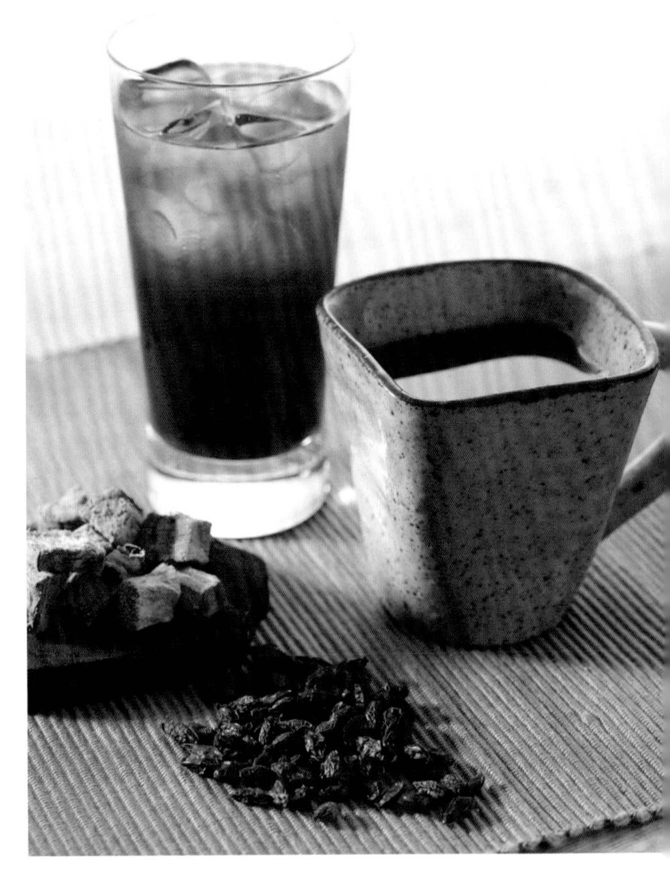

1.

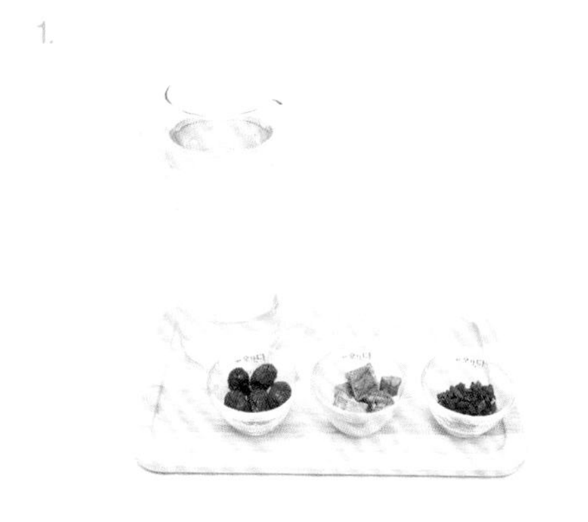

2.

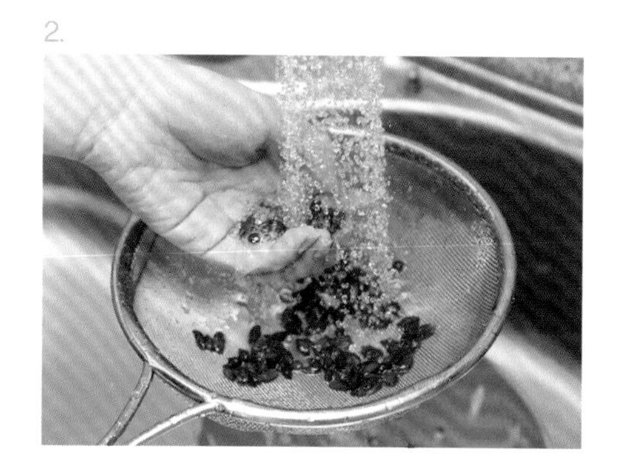

3.

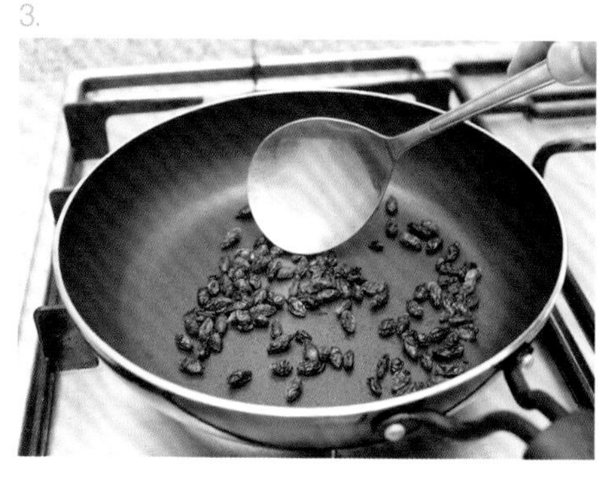

4.

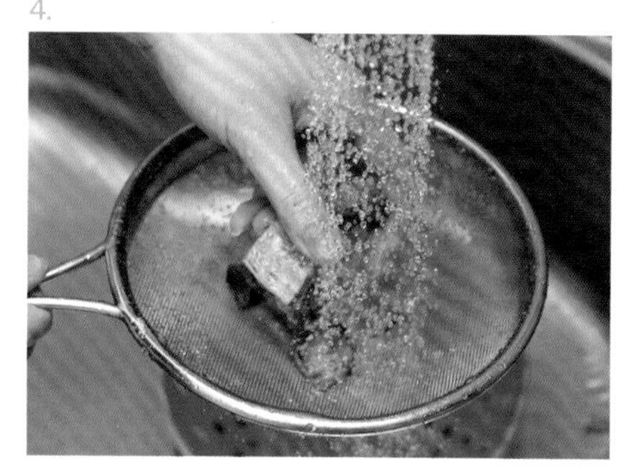

5.

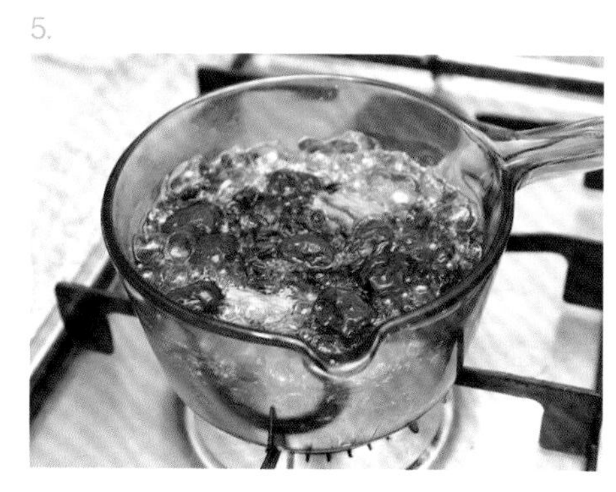

6.

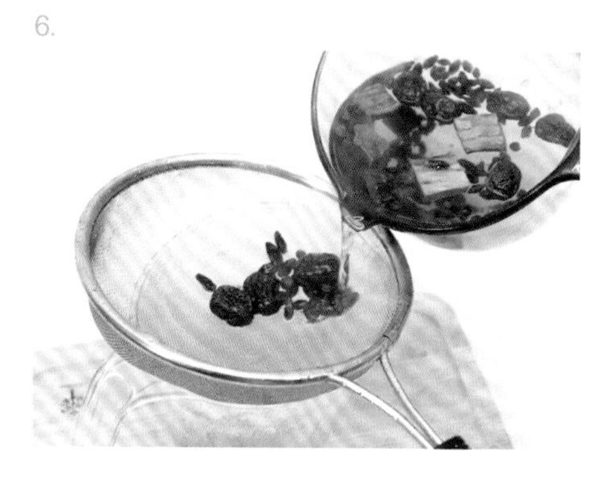

做法:

材料: 枸杞15g，葛根20g，红枣20g，水1.5L

1. 准备好所有食材;
2. 洗净枸杞，沥干;
3. 翻炒枸杞;
4. 洗净葛根和红枣，沥干;
5. 一起加水煮沸;
6. 过滤掉渣滓，饮用汤水。

人参麦冬茶 健气消疲

适应人群 ■小阴人■太阴人□小阳人□太阳人

恢复元气，缓解压力

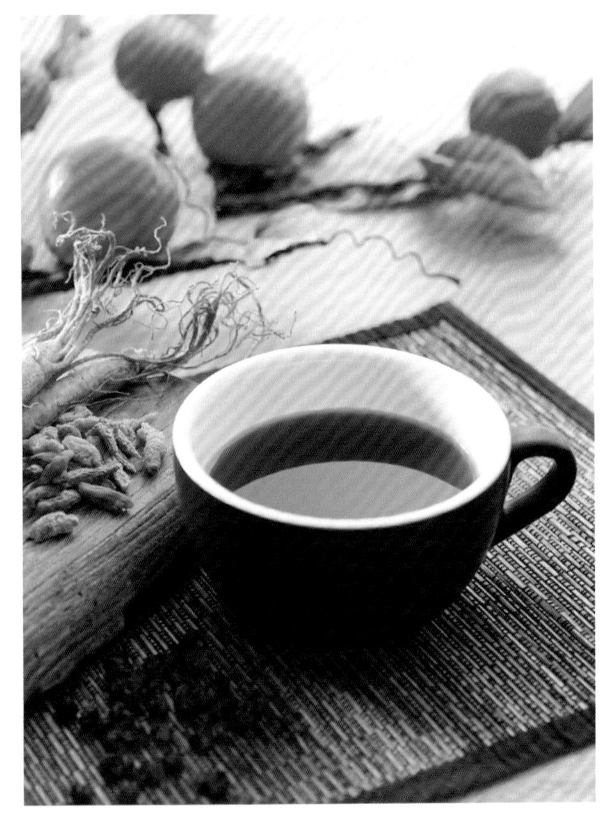

人参因气根部像“人”字而得名，人参有着神奇的药效，也被称为“神草”。相传很久以前，有两兄弟一起去森林里打猎，偶然发现了人参，尝之，味甜，并且立刻觉得浑身是劲，他们借助人参熬过了严寒。

人参可以缓解压力，所含的皂苷成分可以分解胆固醇，改善高血脂、高血压症状。

麦冬在《本草纲目》里被称为“不死之草”，之所以这样称呼它，并不是因为它真的能使人长生不死，而是在冰天雪地里，只有麦冬凭借着顽强的生命力依旧不改翠绿。

人参能够养气，麦冬可以滋阴。两者合二为一，是再好不过的调理饮品了。夏季还可加入五味子，在酷暑中能起到滋补之效。

1.

2.

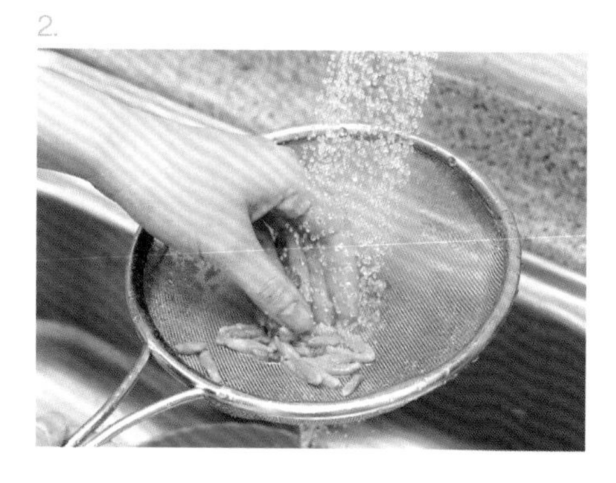

3.

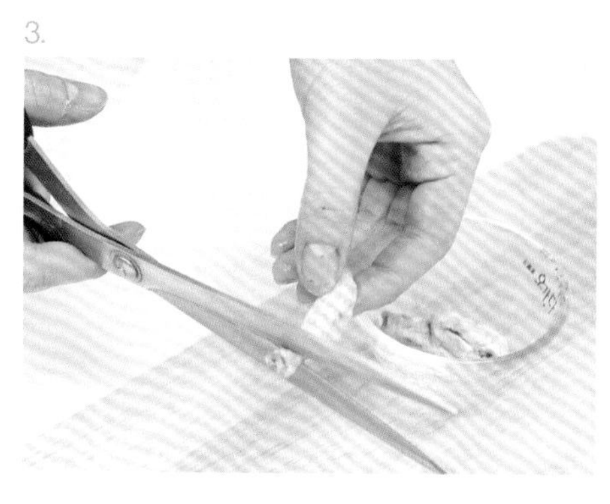

4.

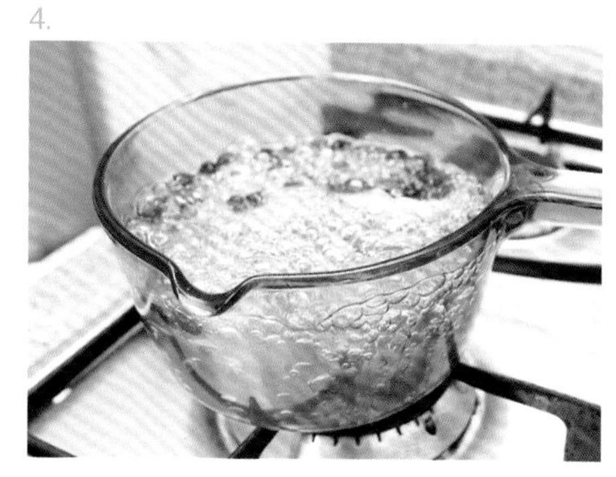

5.

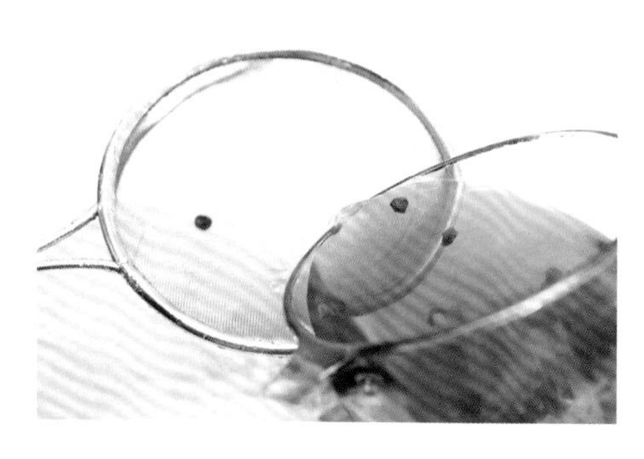

6.

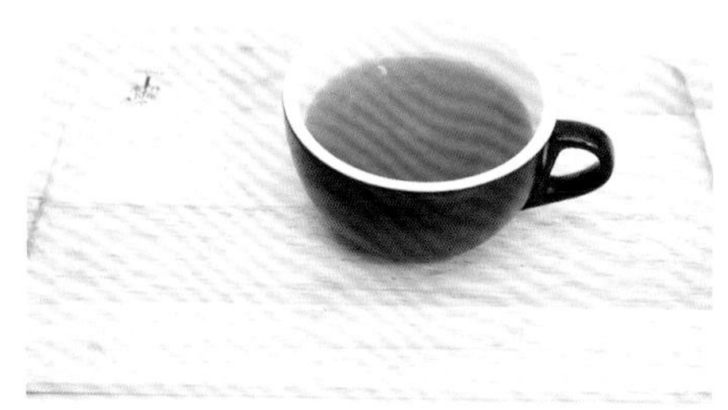

做法:

材料：人参15g，五味子7~8g，麦冬7~8g，水1.5L

1. 将五味子浸泡在冷水里2天；
2. 洗净麦冬待用；
3. 将人参剪成指甲大小的块儿；
4. 在浸泡五味子的水里加入人参和麦冬，小火煮1小时；
5. 水减少至2/3时关火；
6. 热饮、冷藏后饮用均可。

沙参黄芪茶 美肤、保护心脏

适应人群 ■小阴人□太阴人□小阳人□太阳人

恢复元气，护肺安神

沙参和人参、丹参、玄参、苦参一起被称为“五参”，沙参色白，因生长在沙地里而得名。沙参味甘性寒，有润肺功效，可用于改善散热、咽喉肿痛、干咳、痰多等症状，同时兼具降低胆固醇、降血压等功效。此外沙参还能消除炎症、为肌肤排毒。民间有时会用狗头参代替沙参入药。

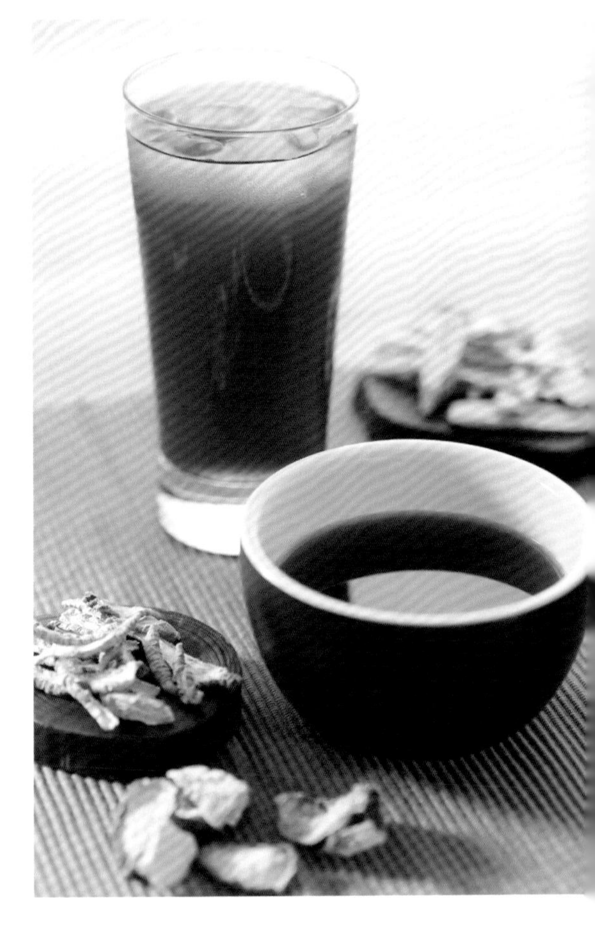

黄芪能够帮助人体抵抗外部病菌入侵，还能治疗多汗、妇科病等，给人带来安神益气的效果。肠道虚弱，常常腹泻的人更宜食用黄芪，此外，常感无力，多出冷汗的人也可食用黄芪调理身体。夏天运动量大，出汗多时，适宜食用参鸡汤，并多添加一些黄芪。

沙参黄芪茶性温，可以暖身、安神，是恢复元气，强身健体的绝佳饮品。

1.

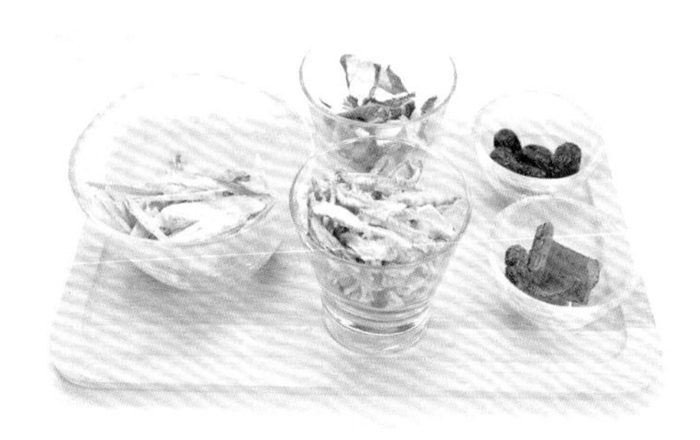

2.

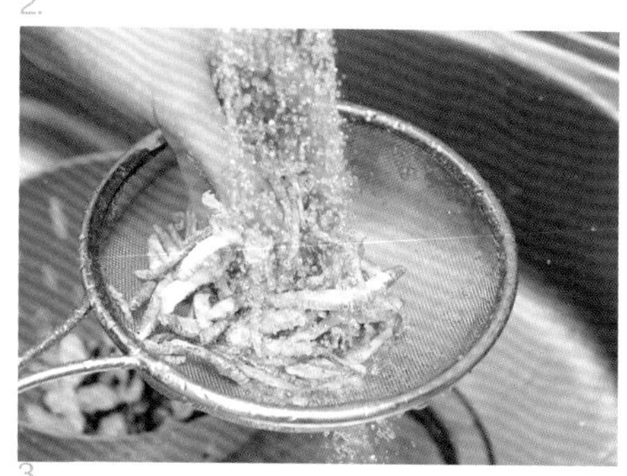

3.

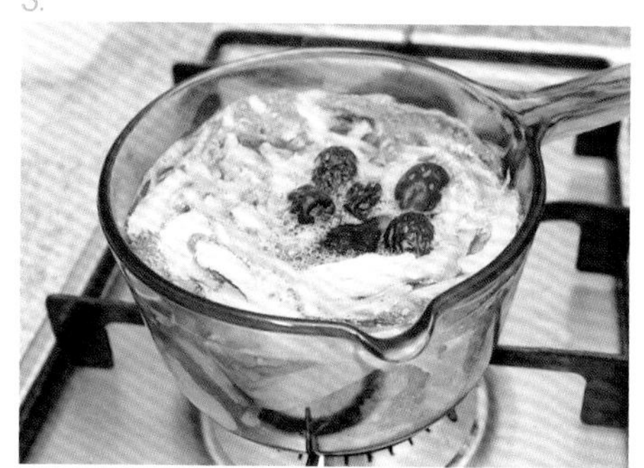

4.

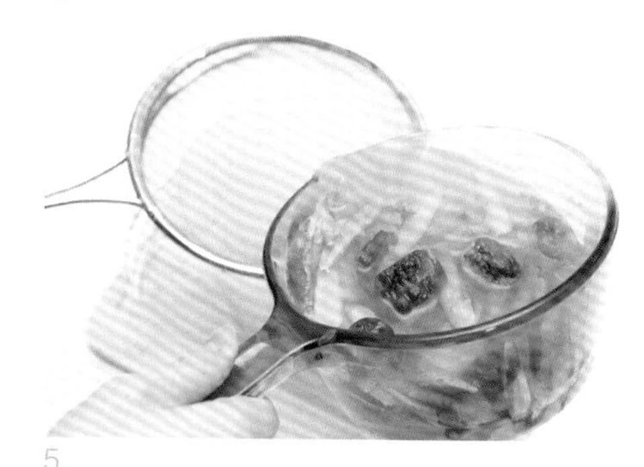

5.

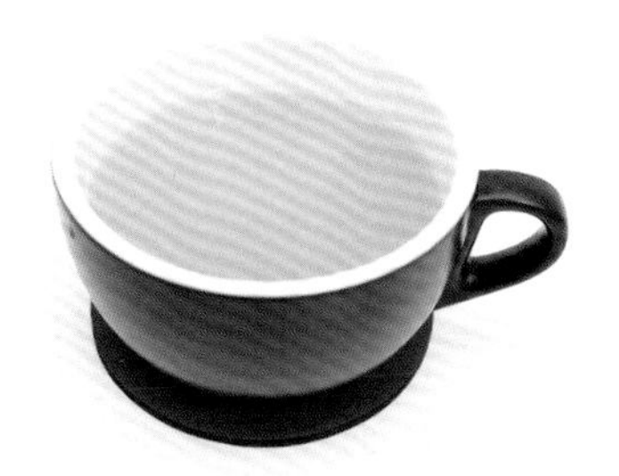

做法:

材料: 黄芪40g，红枣5个，沙参50g，山药50g，桂皮9g，水1.5L

1~2. 洗净原材料，沥干备用;

3. 将食材一起煮至水吸收到原来的2/3处;

4. 过滤;

5. 饮用。

雪梨桔梗生姜茶 治疗便秘

适应人群 □小阴人■太阴人□小阳人□太阳人

预防感冒，利尿消肿

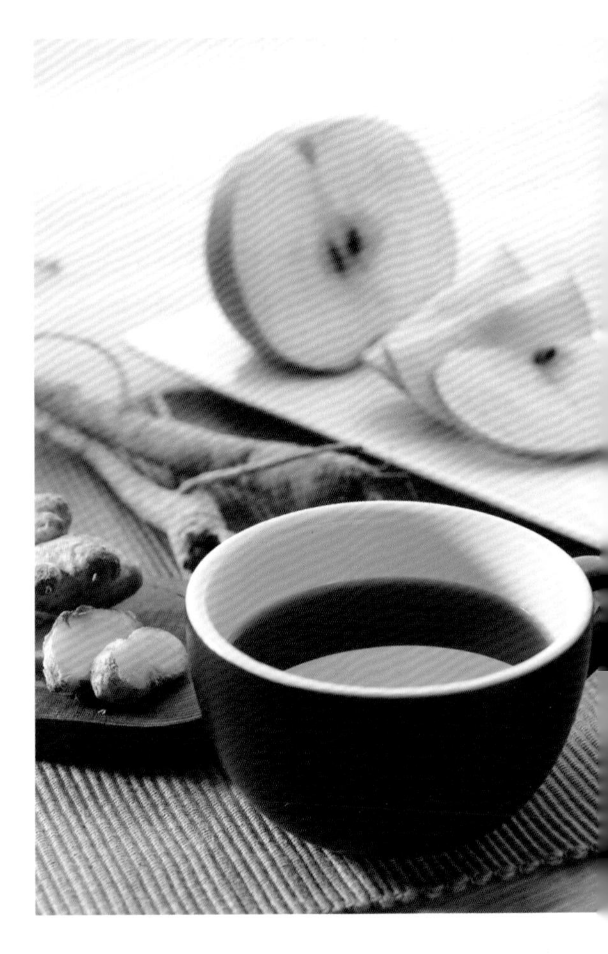

雪梨味甜水分足，适于治疗感冒和气管疾病；做菜时也可加入梨汁提味；也可和其他味苦的中药一起服用，帮助提升口感。

雪梨性寒，利于身体排泄，祛火。雪梨中所含的芦氨酸成分有利于保护肝脏，可缓解酒精中毒，还可生津止渴。

梨皮能促进消化，可解决便秘烦恼。

桔梗能将身体内的沉积废物和有害物质排出体外，对咳嗽痰多有奇效。中医还认为桔梗有益于皮肤和肺部健康，若长期食用，可以消肿，祛痘，抗衰老。

雪梨桔梗生姜茶是饭后的健康饮品。

1.

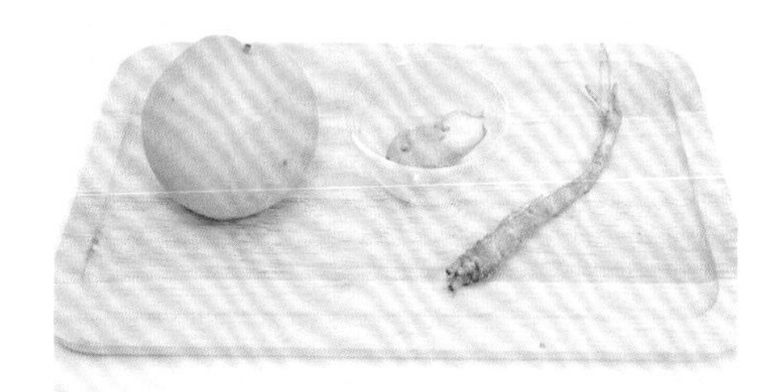

2.

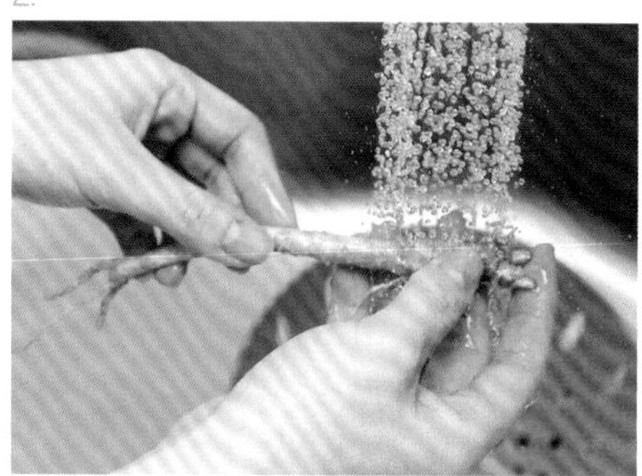

3.

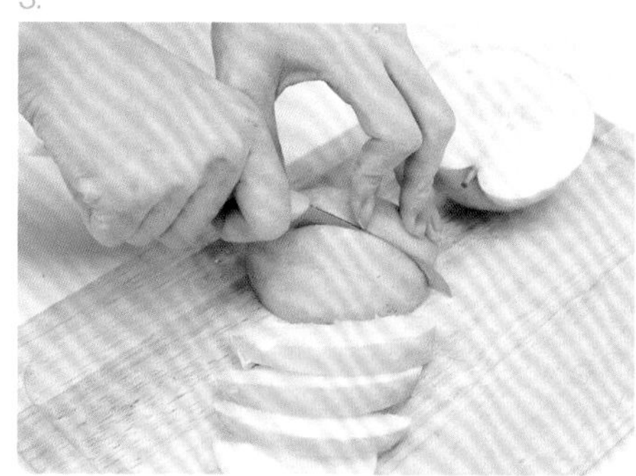

4.

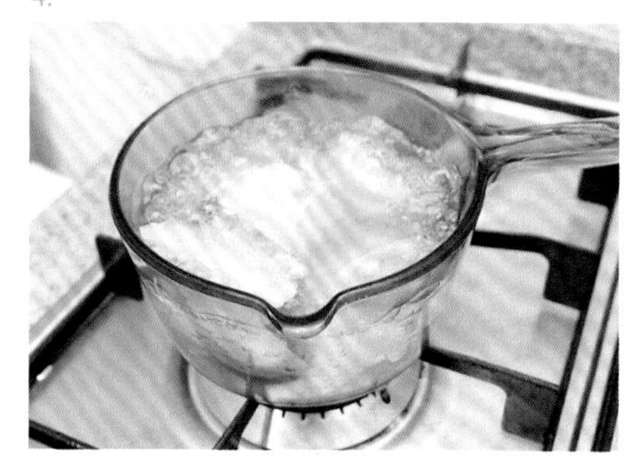

5.

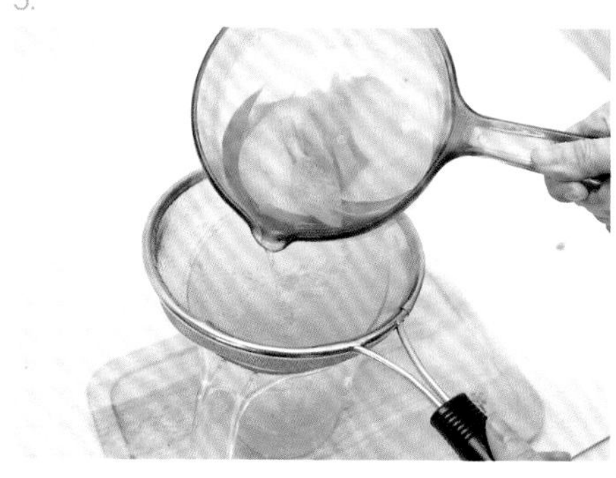

6.

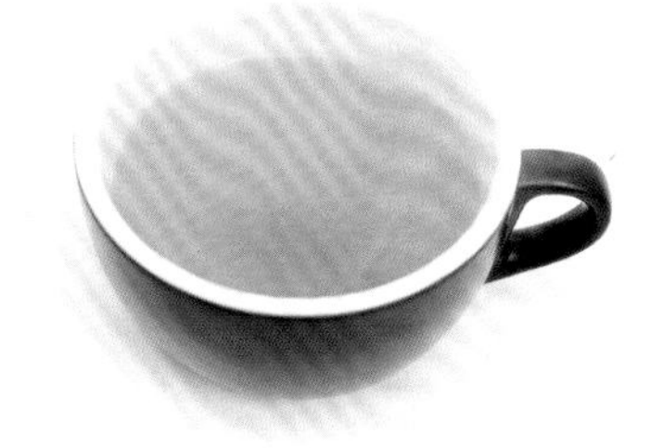

做法：

材料：雪梨半个，桔梗30g，生姜30g，水1.5L

1. 准备好食材；
2. 洗净桔梗，不要去皮；
3. 将雪梨洗净，切成小片，去籽；
4. 将食材一起倒入水中煮开；
5. 过滤；
6. 饮用。

云芝桑叶茶 预防成人病

适应人群 □小阴人■太阴人□小阳人□太阳人

防癌护肝，收紧腹部

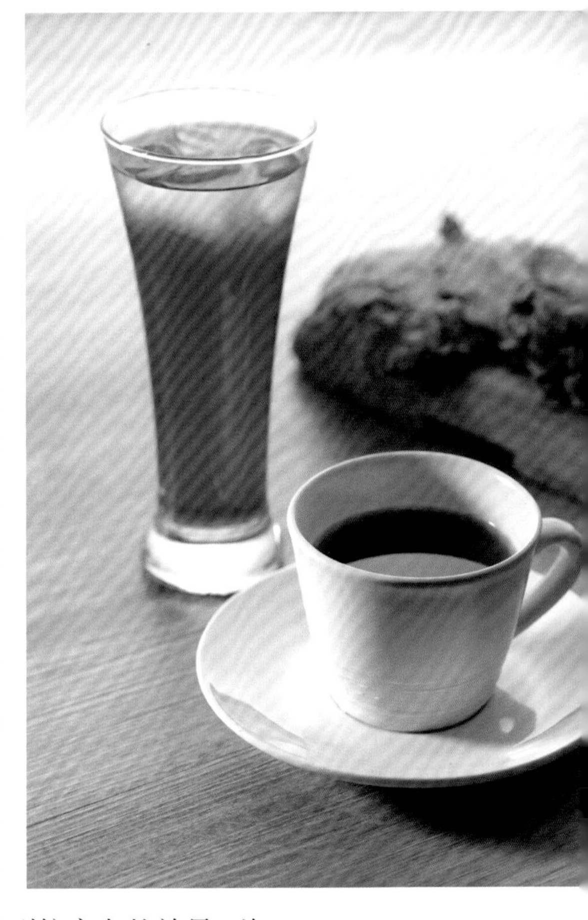

云芝桑叶茶集减肥、预防成人病、暖身、净化血液四大功能。

云芝，顾名思义，是像云一样的蘑菇，它是多重叠生长，远看会更像云彩。首次作为药用菌类被发现含有抗癌物质多糖，并被证实具有防治肝炎、气管炎等功效。多糖能够破坏癌细胞的生长环境，能够给免疫系统带来帮助。云芝内含有的β葡聚糖也能降低胆固醇，强健血管，防治动脉硬化。比起生吃来说，泡茶饮用能最大发挥云芝的作用。

桑树一直被称为“神木”，桑叶也被东方人认为是神圣的象征。桑叶含有钙 、铁等50多种微量元素，有着绿茶3~4倍多的膳食纤维和矿物质。膳食纤维可以治疗便秘，瘦小腹，同时可分解不饱和脂肪酸以达到抗衰老的效果。总之，桑叶有防治皮肤病、防治皮肤癌、抗过敏、抗氧化等多种功效。

1.

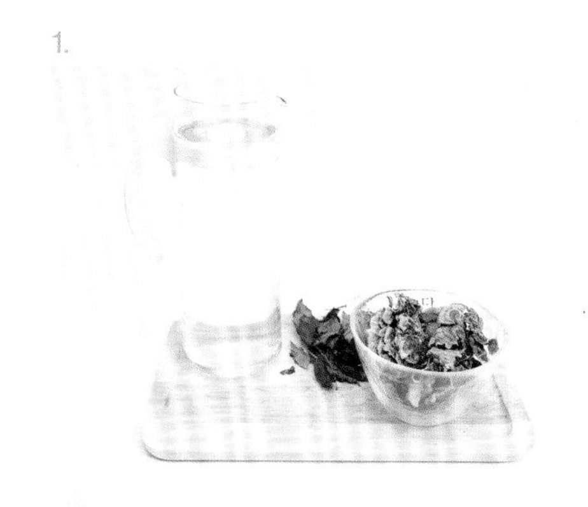

2.

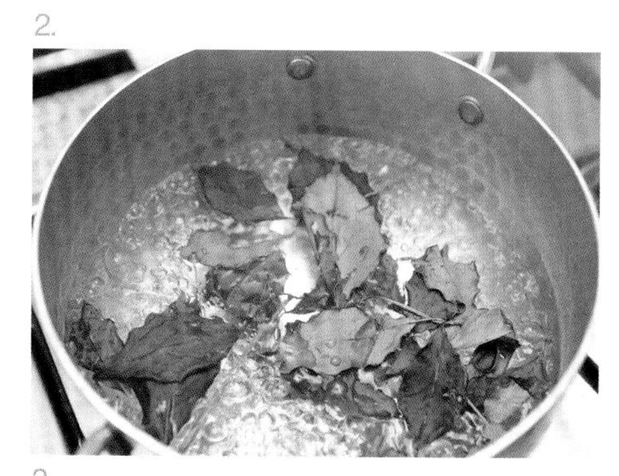

3.

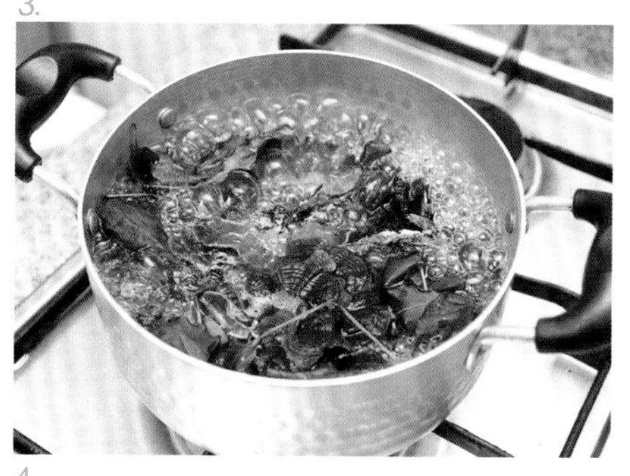

4.

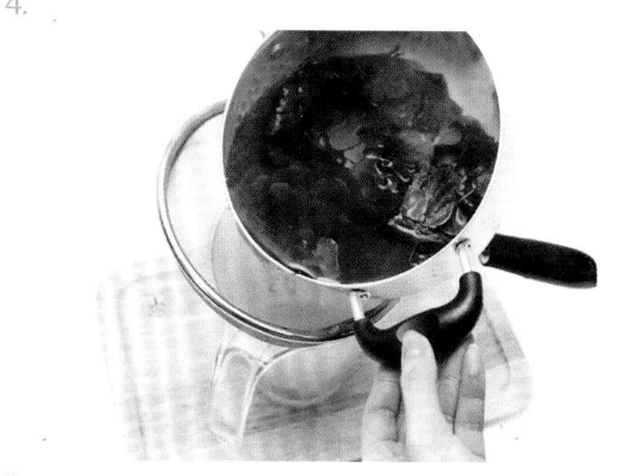

5.

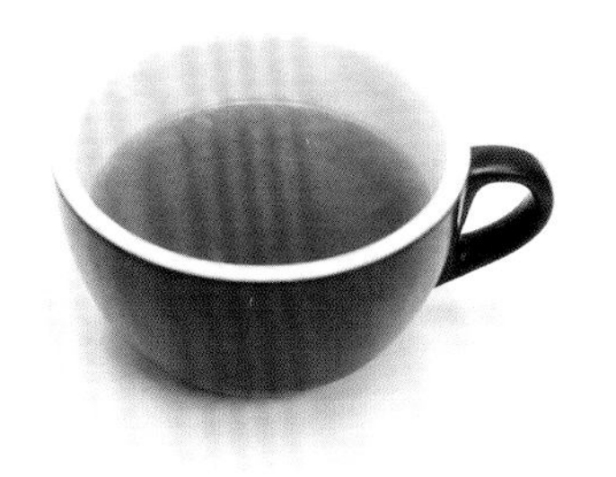

做法:

材料: 云芝60g, 桑叶60g, 水1.5L

1. 准备食材;
2. 用开水稍微焯一下桑叶, 沥干;
3. 将所有食材放在一起煮30分钟后开小火煨至汤汁收至1/2处关火;
4. 过滤;
5. 饮用。

梨汁 清爽助消化

适应人群 □小阴人■太阴人□小阳人□太阳人

清肺化痰、预防肠癌

肥胖患者的共性中有一条就是不规律的饮食习惯导致消化不良。梨汁正适合这种人，不分男女老少，都可以适当饮用。

中医上通常认为梨性寒，有些人食用后会消化不良。但适当食用梨，可以起到润肺、止咳化痰的作用，此外梨的排毒和解酒功效也不容小觑。因为饮酒过量，胃里不舒服时，赶快取一个梨榨汁，能很快感觉到宿醉的消失。

多环芳烃是体内的致癌物质，来源于烟、废气、油烟、油炸食品等。梨能最大限度地持续清除这类物质，不断排毒，长期食用可防癌。

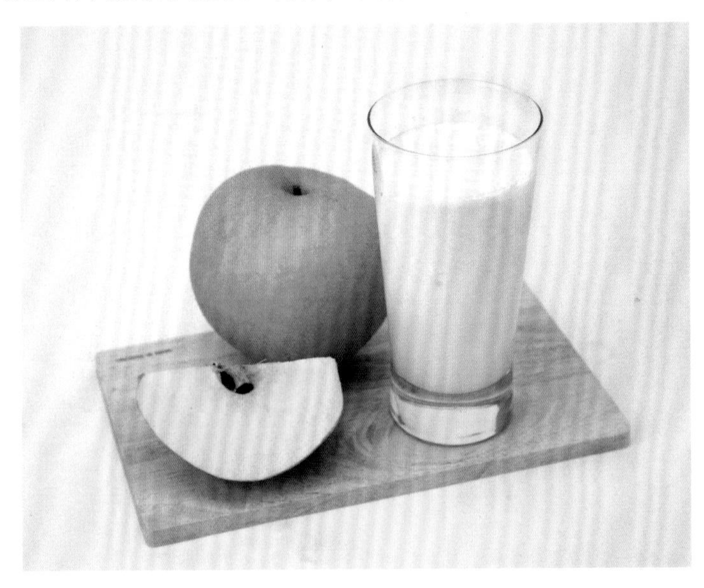

此外，梨中含有大量钙、铁、膳食纤维和氨基酸等物质，可以有效预防糖尿病和便秘，还能降低胆固醇。如果哪天超量摄入了肉类，请喝杯梨汁，加速分解蛋白质，促进消化吧。

1.

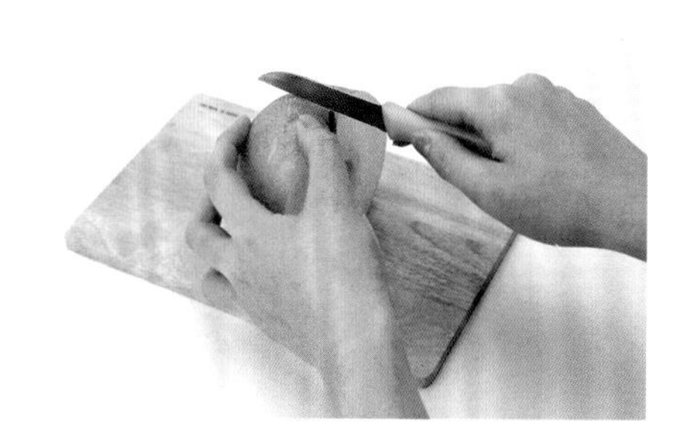

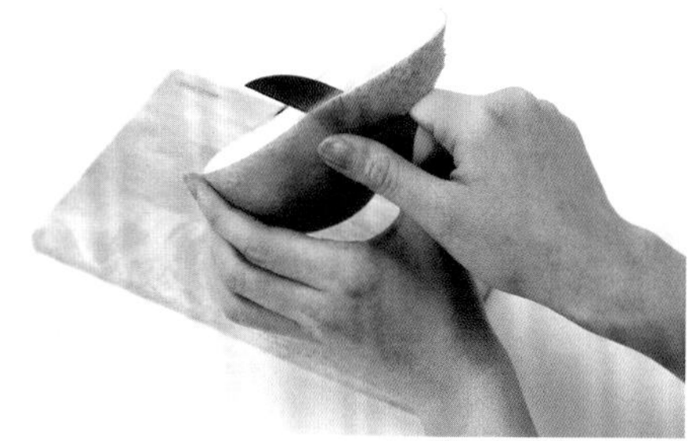

3.

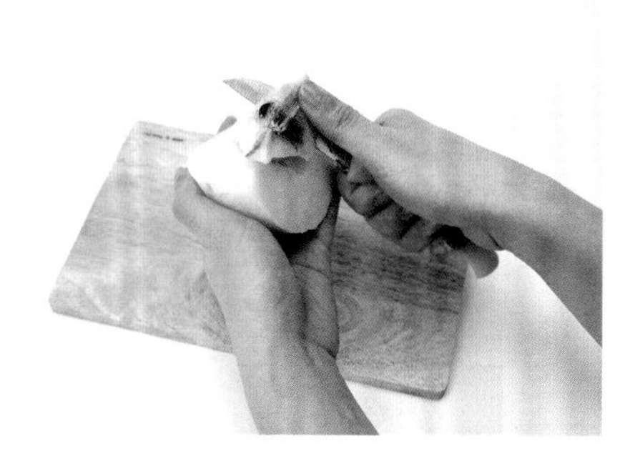

4.

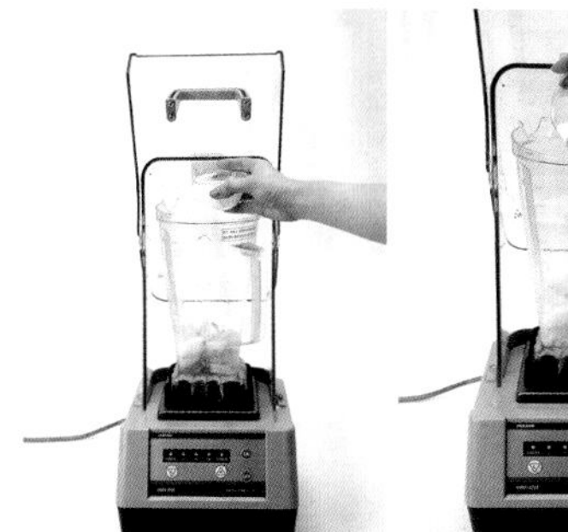

做法:

材料: 梨半个，牛奶70mL，水70mL，白砂糖少许

1. 将梨洗净，切出1/4块；

2~3. 将梨去皮去核；

4. 将所有食材一起放入榨汁机，榨出汁后饮用。

苹果胡萝卜汁 排毒利便

适应人群 ■小阴人□太阴人■小阳人□太阳人

排出废物，改善便秘

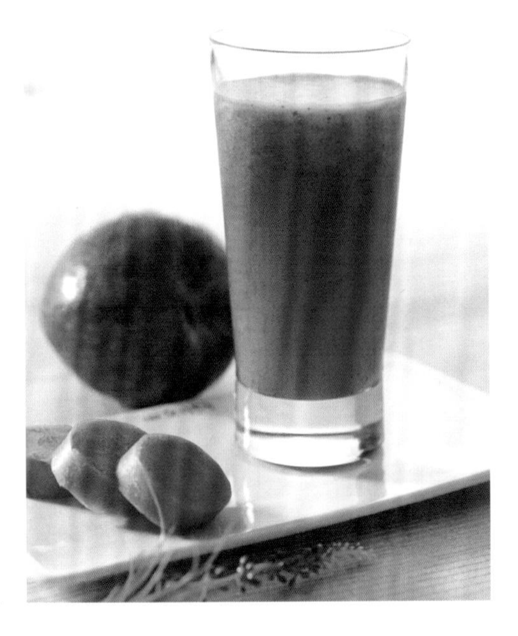

很久以前就有多吃苹果能变美的说法了，可见苹果对女性来说是多好的水果。苹果是碱性食物，主要成分是维生素C和其他无机物，且其中碳水化合物、蛋白质和脂肪含量较少，是理想的减肥食品。过多食用肉类和油腻食物，必然导致肥胖，增多体内的废物。苹果内含有的多糖果酸可以分解脂肪，使其自然排出体外，即使味道甜腻也不用担心长胖。所含膳食纤维丰富是苹果有助于缓解便秘的原因。但是，在不太运动的夜晚，苹果酸会对胃造成损伤，不宜食用。

胡萝卜是几乎和苹果齐名的减肥食品，胡萝卜的秘密就在于它的颜色。只有β胡萝卜素丰富才能显示出这样的红色，而且红色越深意味着β胡萝卜素的含量越多，而其他食物中的β胡萝卜素含量就与胡萝卜相差很大了。胡萝卜中的β胡萝卜素能够分解有害酸素，为身体提供抗癌物质，其中的膳食纤维也能有效防治便秘。

当苹果遇上胡萝卜，它们不会给任何有害物质留下活路，会尽力守护我们的身体。

1.

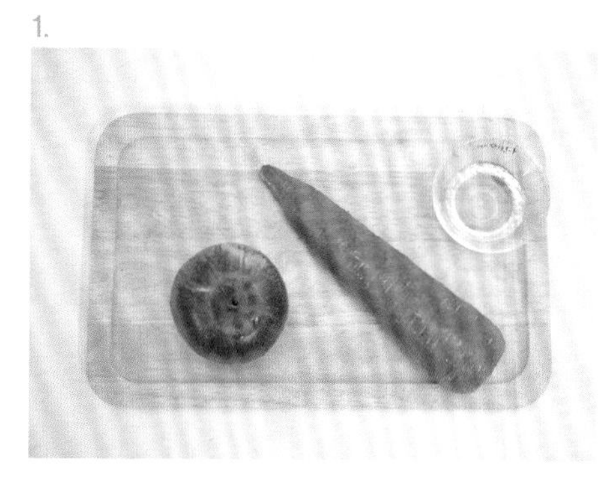

2.

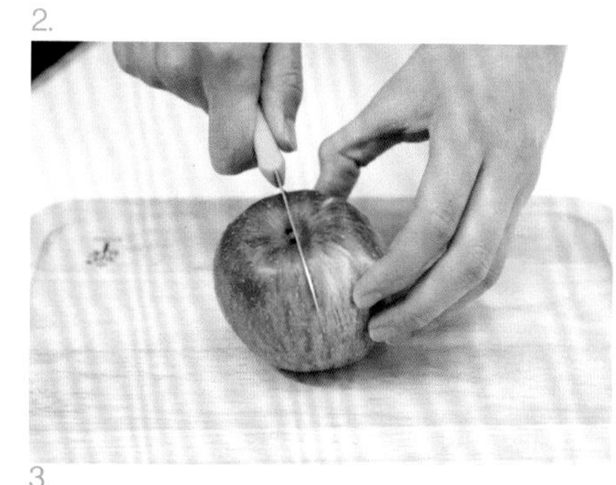

3.

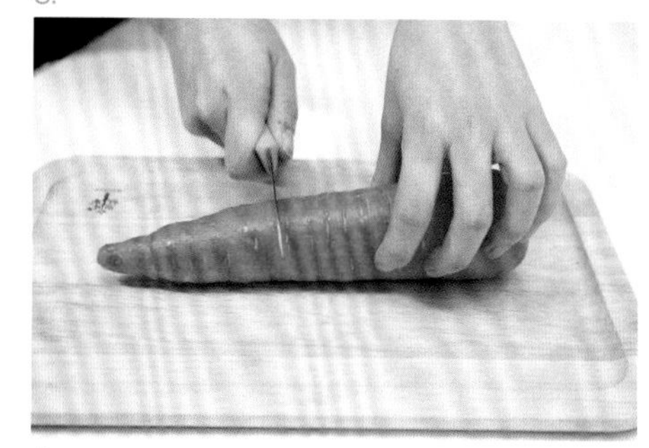

做法：

材料：水200mL，胡萝卜100g，苹果1个，蜂蜜半勺

1. 洗净胡萝卜和苹果；
2. 苹果切成4等份备用；
3. 胡萝卜削皮，切除头尾，切成5等份；
4. 将所有食材放入榨汁机，榨出汁后饮用；
5. 夏天还可以在果汁中加入适量冰块后饮用。

4.

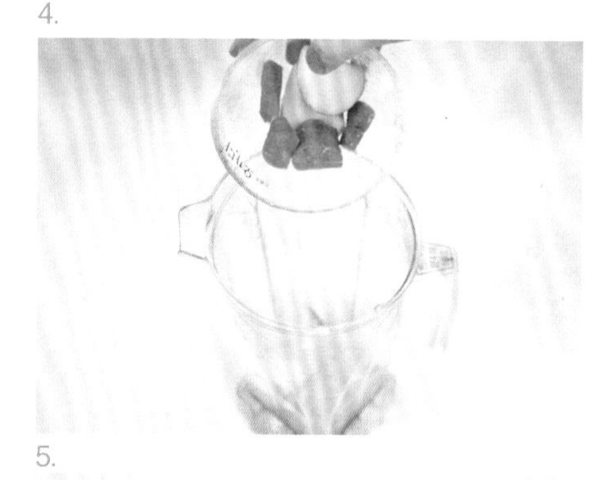

5.

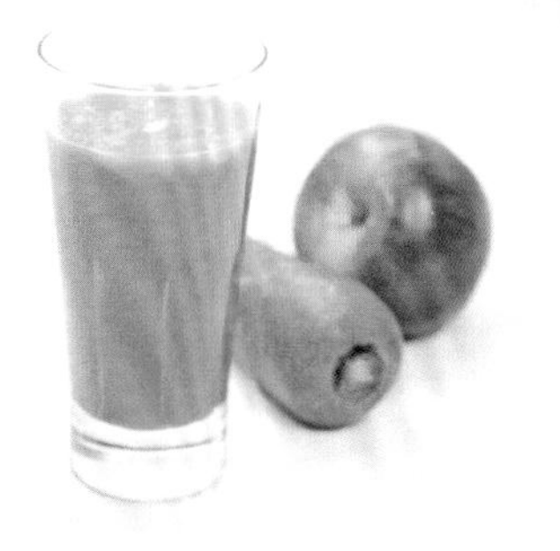

柿子汁 含丰富维生素

适应人群 □小阴人□太阴人□小阳人■太阳人

润肺解渴

新鲜柿子色美，味甜，可以润喉，护心护肺。新鲜柿子还可帮助消化，食用时连带蒂上的白色部分一起食用对于治疗便秘效果更佳。但是食用过多容易上火，鞣酸聚集过多反而会导致便秘。

每100g新鲜柿子里含有60~70kJ的卡路里，可以放轻松无负担地食用。如果嘴巴寂寞了，不防用柿子代替零食和冰激凌来解馋。

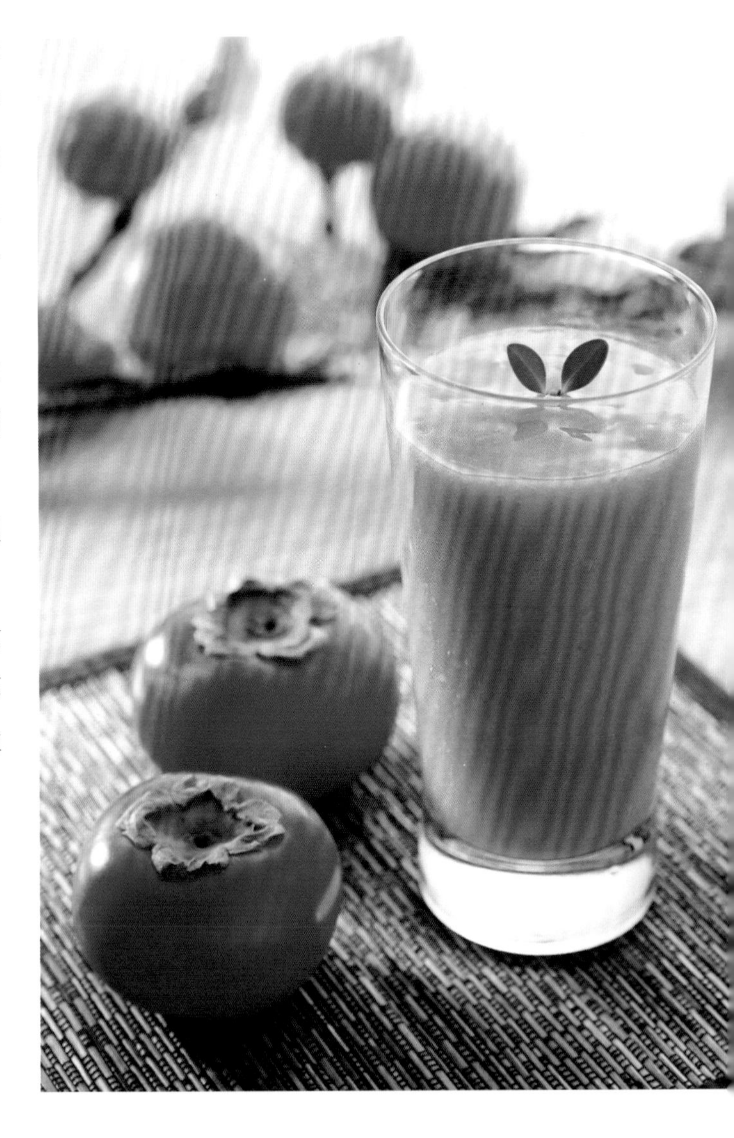

1.

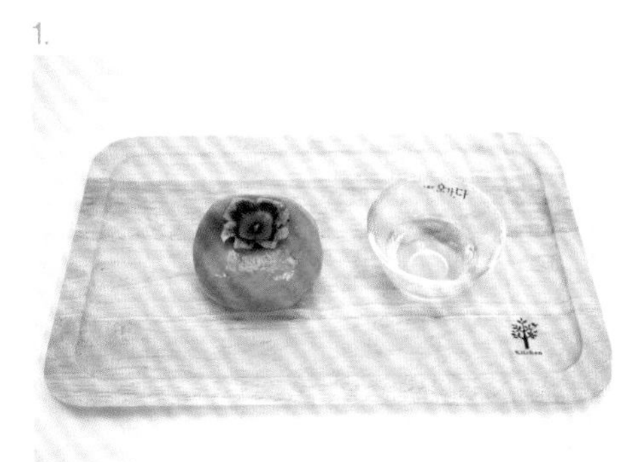

2.

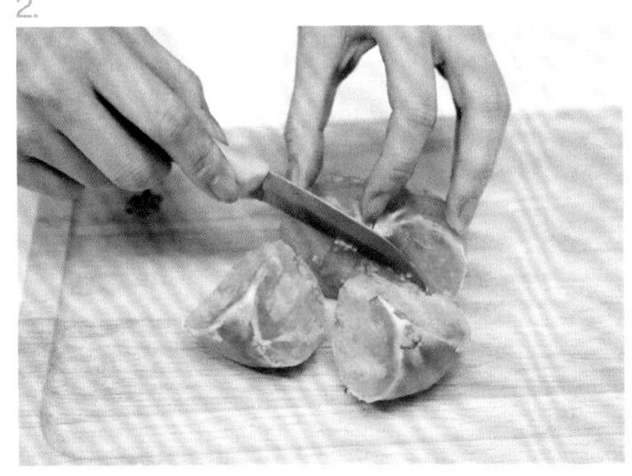

3.

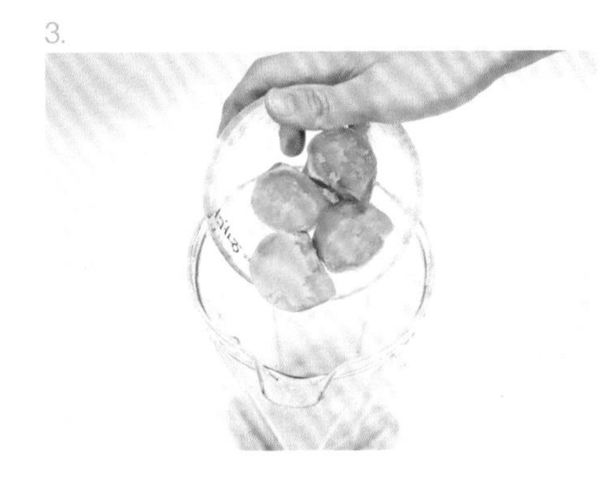

4.

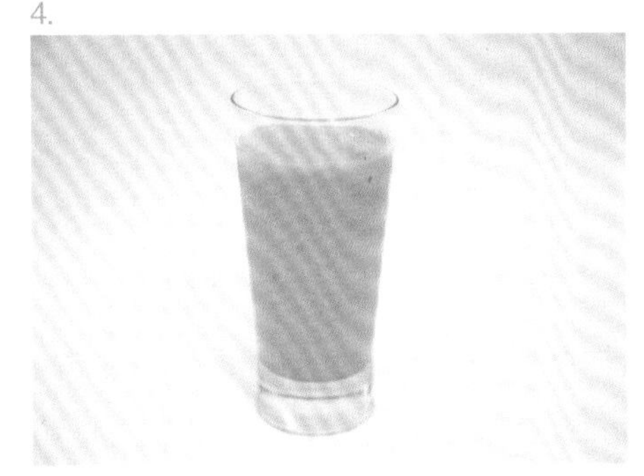

做法:

材料: 柿子1个, 水190mL, 蜂蜜半勺

1. 准备食材, 洗净柿子;

2~3. 将柿子去皮, 切成4等份后和蜂蜜、水一同倒入榨汁机;

4. 榨出汁后饮用。

西兰花苹果汁 世界十大食物之一

适应人群 ■小阴人□太阴人■小阳人□太阳人

净化血液，增强免疫力

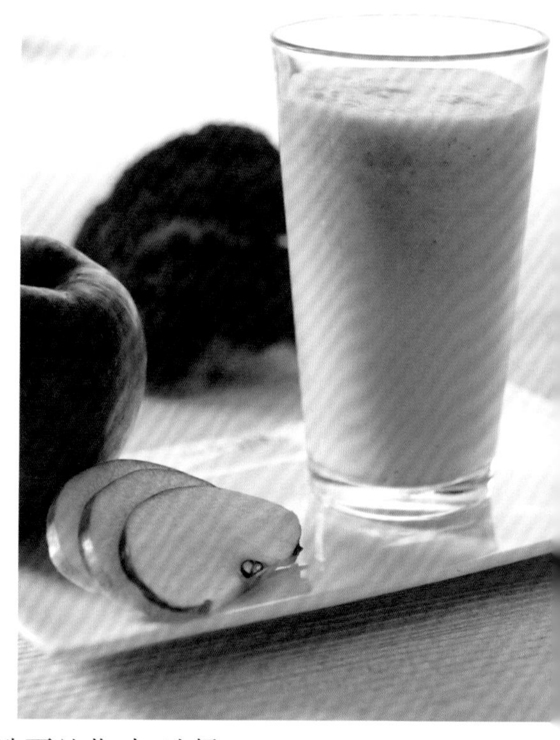

西兰花属十字花科，因其深绿色外表，又被叫做“绿花包菜”。它的营养价值极其丰富，即使被称为是“人类发现的最伟大的食物”也不为过。

西兰花可以净化血液，祛黑眼圈。和西红柿、枸杞、绿茶一样有着抗氧化和抗衰老的功效。西兰花中的维生素、钙、矿物质含量丰富。维生素C和维生素A含量是柠檬的2倍，维生素C非常有利于增强免疫力，当感觉身体沉重时，可以缓解疲劳，排毒养颜。维生素A能滋润皮肤，增强抵抗力，保护我们远离细菌和感冒的骚扰，此外还能治疗夜盲症。

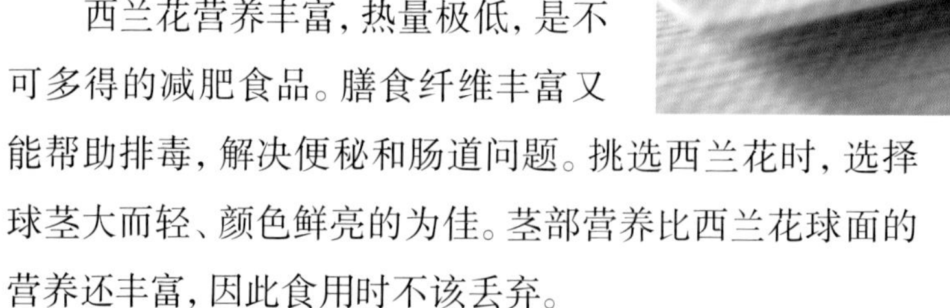

西兰花营养丰富，热量极低，是不可多得的减肥食品。膳食纤维丰富又能帮助排毒，解决便秘和肠道问题。挑选西兰花时，选择球茎大而轻、颜色鲜亮的为佳。茎部营养比西兰花球面的营养还丰富，因此食用时不该丢弃。

不爱吃苹果的人们，可以选择将苹果和西兰花一起榨汁，调和口味，又不失营养。

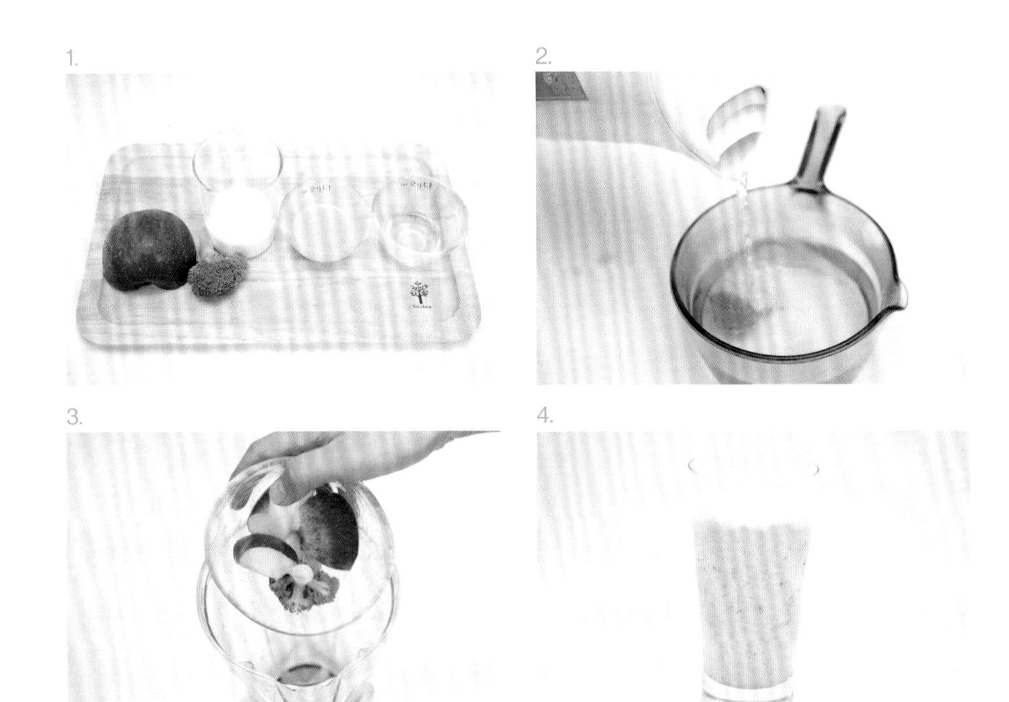

做法:

材料: 苹果半个，西兰花30g，酸奶30mL，水50mL

1. 准备食材，将苹果洗净去核，切成8等份；
2. 将西兰花在沸水中焯15~20秒，再用冷开水冲洗；
3. 将所有食材一起倒入榨汁机中榨汁；
4. 加入少许蜂蜜调味饮用。

香蕉红灯笼辣椒汁 营养满分

适应人群 □小阴人□太阴人■小阳人□太阳人

预防便秘，美肤佳品

香蕉的主要成分是淀粉，香蕉中的乙烯能将淀粉分解转化成酶，因此越熟的香蕉越软。

香蕉越黄，所含的糖分就越多，味道越甜。香蕉内含有的胶质能使大便成形，促进肠道运动，解决便秘烦恼。丰富的维生素A和蛋白质还能增加皮肤的光泽和弹性，是美肤圣品。

灯笼辣椒里饱含维生素C，颜色多样，美观又美味。红灯笼辣椒一般用于防治癌症，预防动脉硬化，提高免疫力等；黄灯笼辣椒用于防治感冒，缓解压力和美肤等；绿灯笼辣椒用于减肥、美容和补血等。

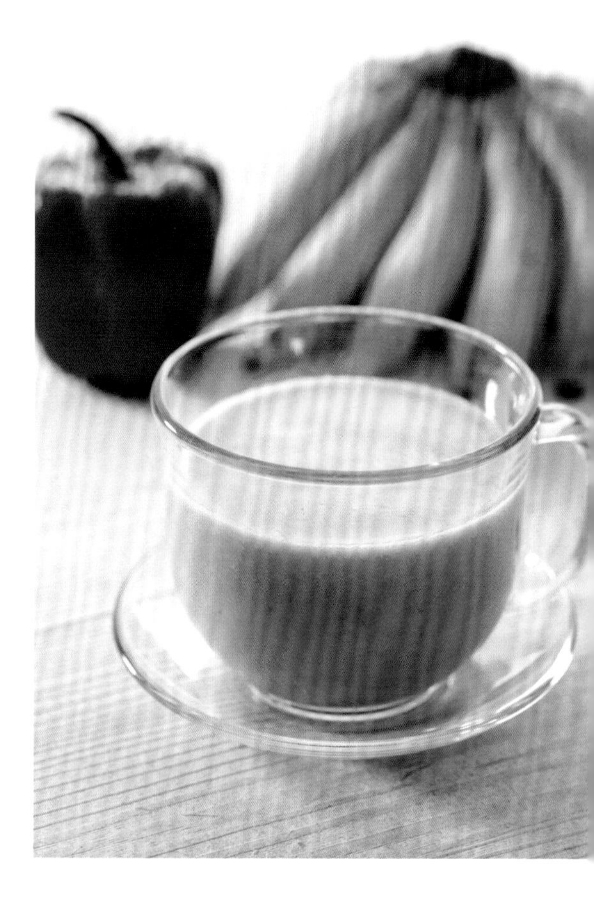

1.

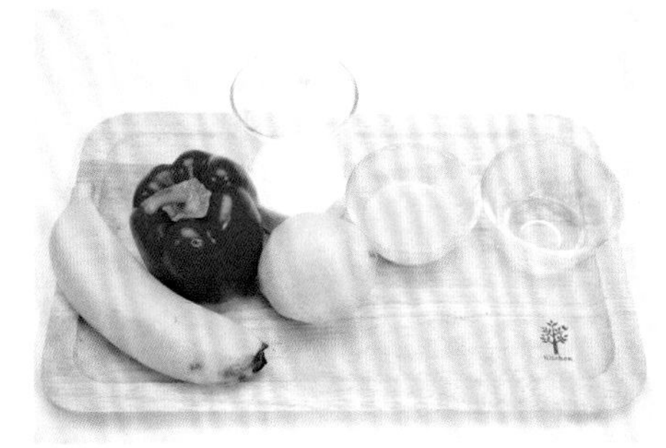

2.

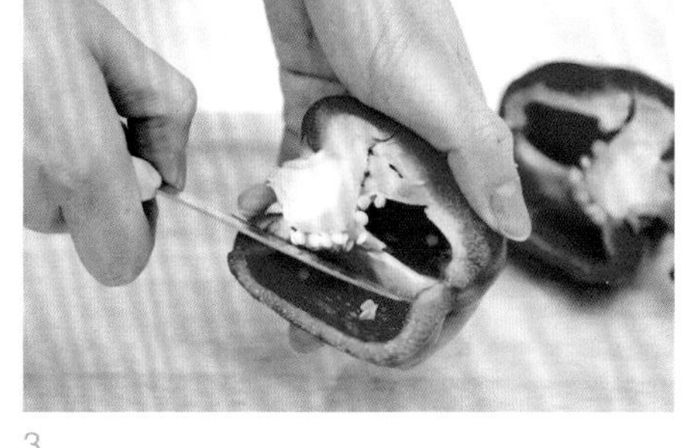

做法:

材料: 香蕉60g,红灯笼辣椒20g,柠檬1/4个,牛奶60mL,水60mL,酸奶25mL

1. 准备食材;
2. 将红灯笼辣椒对半切开,去蒂去籽;
3. 剥开香蕉,切块备用;
4. 切1/4个柠檬备用;
5. 将所有食材放入榨汁机,榨出汁后饮用。

3.

4.

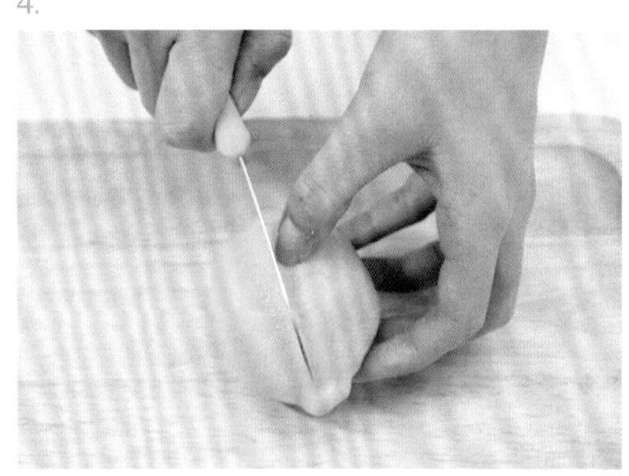

5.

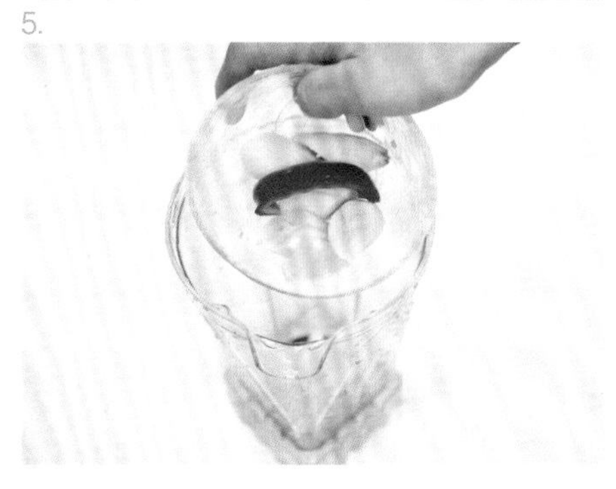

苹果人参山药汁 补充元气

适应人群 ■小阴人□太阴人□小阳人□太阳人

促进消化

人参补气，强健内脏。苹果营养丰富，促进消化又美容养颜。

《东医宝鉴》记载山药性温，味甜，有滋补虚弱之身的疗效，能够强筋健骨、滋润五脏、凝神静气、补充体力。虽然山药也可以烤着吃，但是切成片食用或者榨汁食用效果最佳。对消化不良的人来说，和人参一起服用，能够开胃，助消化。

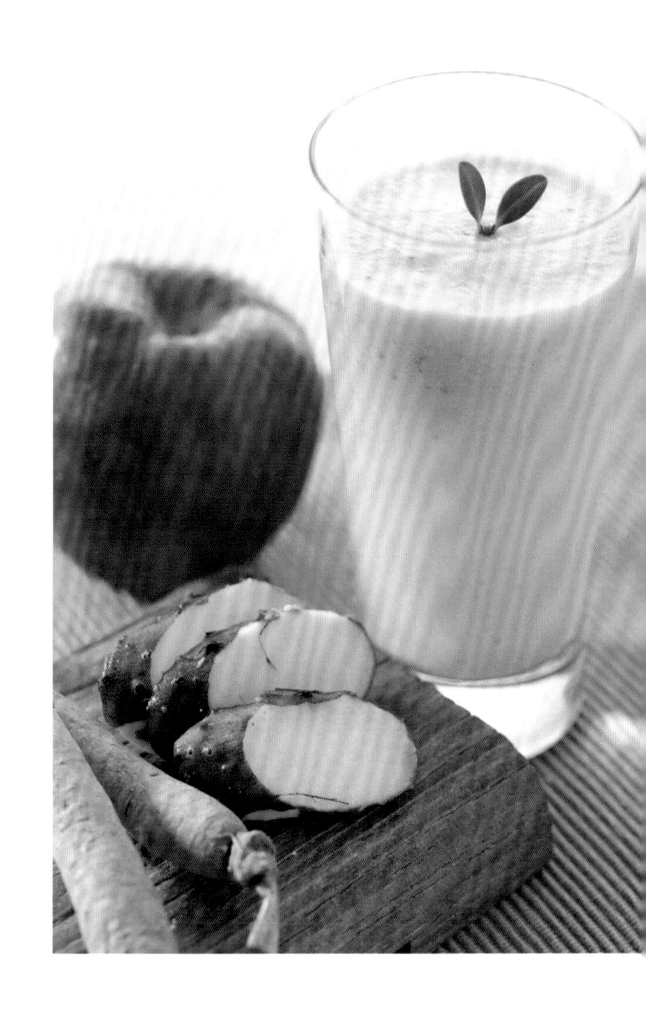

做法：

材料：苹果半个，人参5g，山药20g，牛奶70mL，水70mL，蜂蜜半勺

1. 苹果切成4等份，去核，人参洗净，去掉顶端，山药洗净去皮；
2. 将所有食材倒入榨汁机内榨汁，加入半勺蜂蜜调味；
3. 夏天可以加入适量冰块同饮。

1.

2.

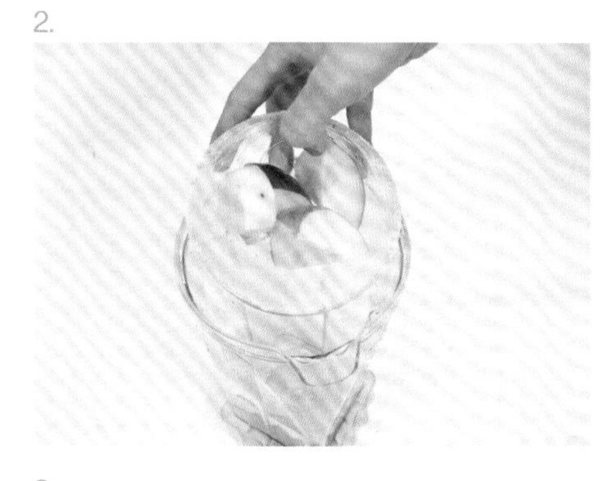

3.

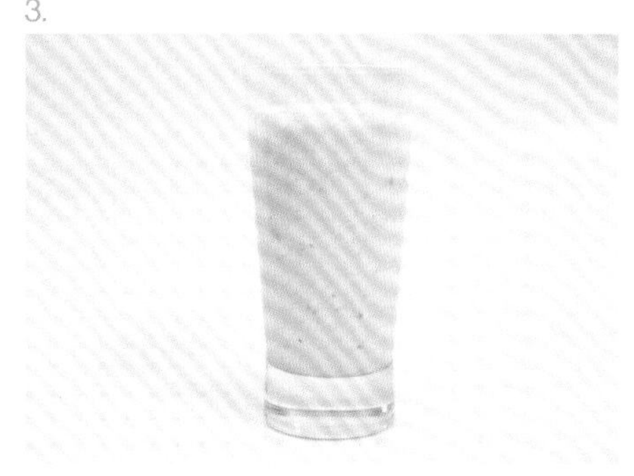

香蕉桑葚汁 甜蜜蜜

适应人群 □小阴人■太阴人□小阳人■太阳人

补气血，防便秘

每100g桑葚含有50KJ的卡路里，一点都不需要担心长胖的问题，食用时能够预防便秘，是减肥的理想食物。桑葚富含的花青素能够抗衰老，同时能预防糖尿病，改善视力，是治疗成人病的圣品。又因其含有丰富的铁质，对于治疗孕妇贫血有突出效果。但是体寒、有胃病的人不适合单独食用桑葚，必须和其他食品一同食用。

香蕉桑葚汁不仅可以制造饱腹感，也是男女老少可以同时享用的一款健康饮品。将其作为早餐食用，既节省了时间，又获取了丰富的营养。

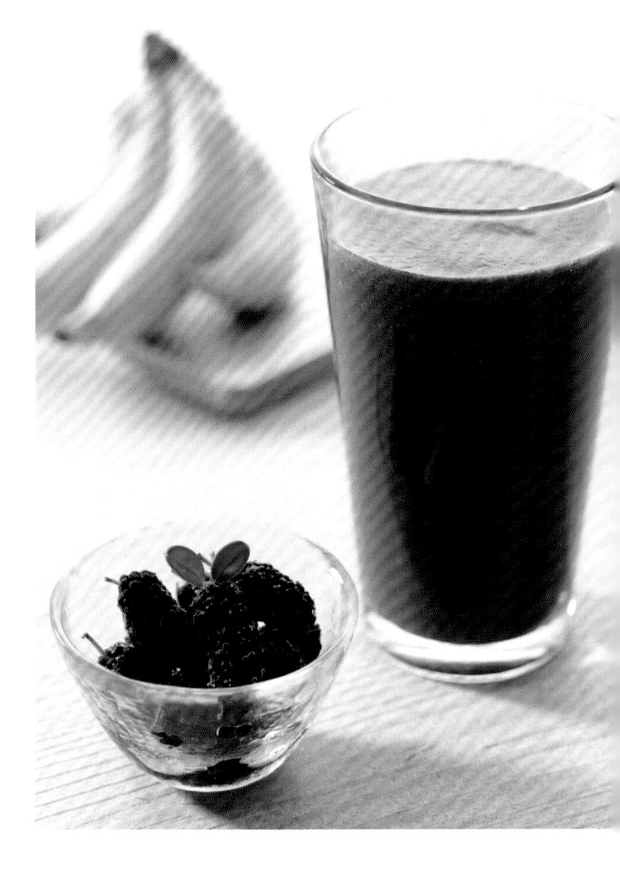

1.

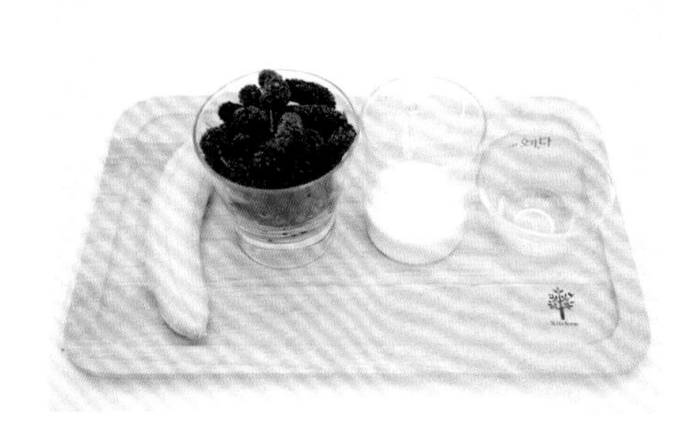

2.

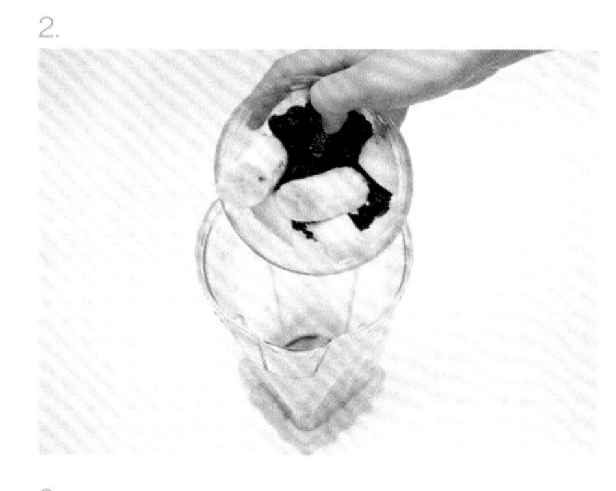

3.

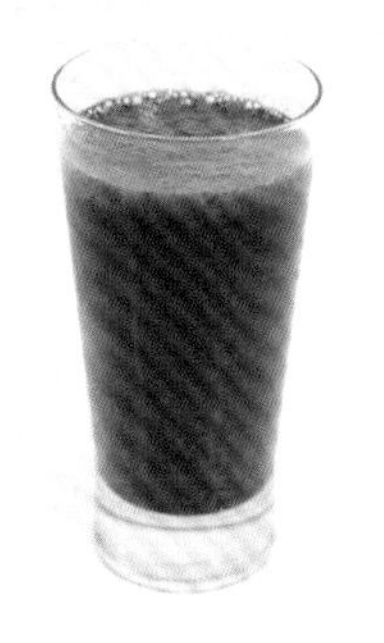

做法:

材料: 桑葚100g, 香蕉50g,水100mL, 牛奶60mL, 蜂蜜半勺

1. 香蕉去皮切小块, 桑葚洗净, 备用;

2~3. 将食材倒入榨汁机中榨汁, 加入适量蜂蜜调味后饮用。

芹菜番茄汁 清肠

适应人群 ■小阴人□太阴人□小阳人□太阳人

清肠，缓解疲劳

番茄水分含量高，维生素含量丰富，是深受人们喜爱的蔬菜之一。一提起它，人们就会自然而然地想到番茄酱、比萨、意大利面等。但是番茄单纯作为食物吃时不会破坏营养成分，还能摄取到丰富的水分。比起生吃，稍微加热变熟后食用效果更佳。榨汁时常常加入其他绿色食品，这次我想介绍芹菜番茄汁。

芹菜的膳食纤维丰富，能够促进肠道蠕动，即使热量很低，也能帮助新陈代谢正常进行，在恢复元气，缓解疲劳的功效上和番茄非常搭。

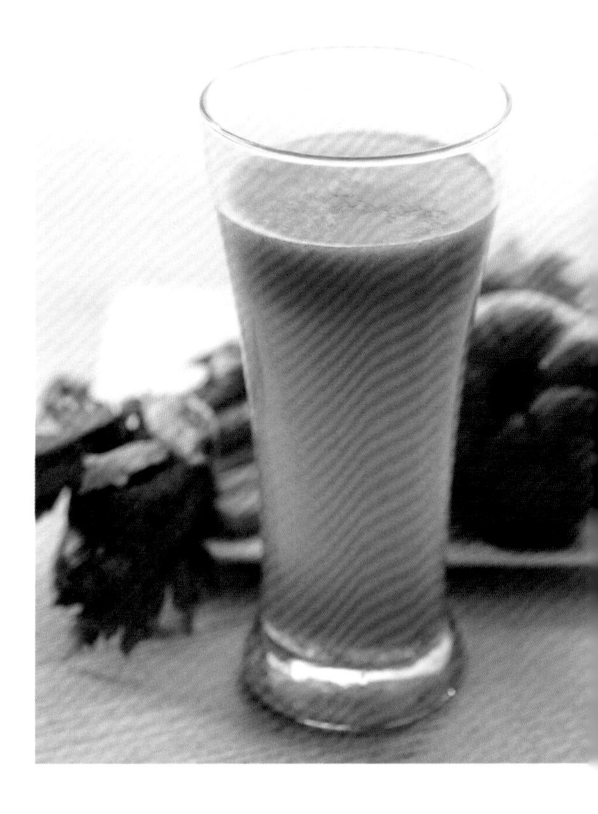

1.

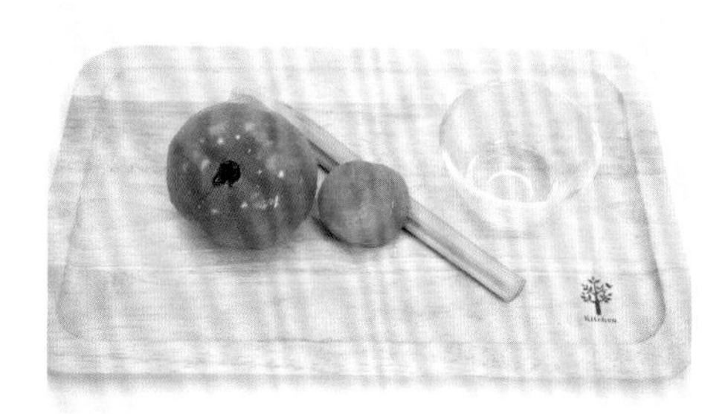

2.

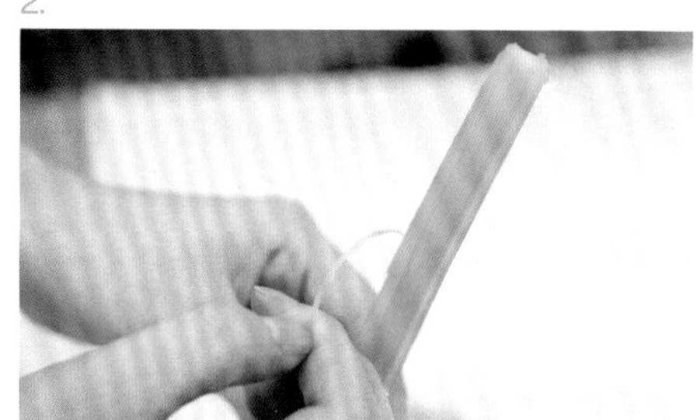

3.

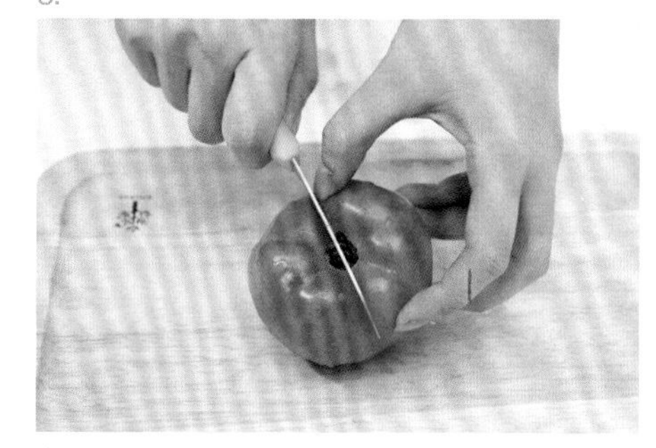

4.

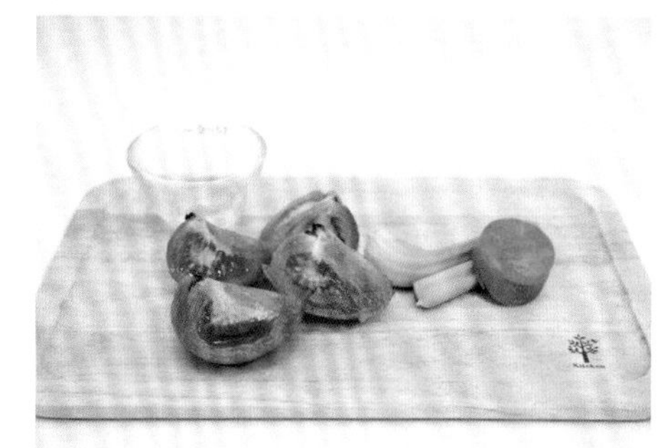

5.

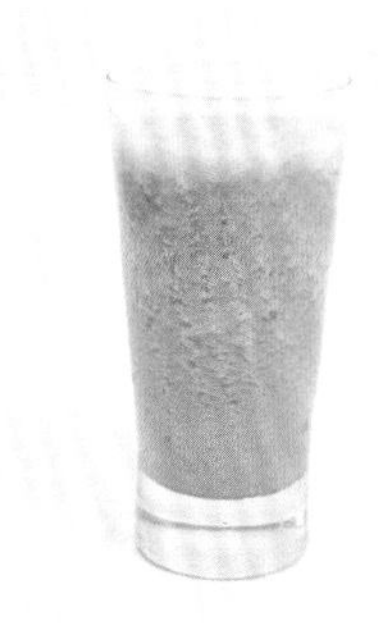

做法:

材料: 番茄1个，芹菜梗半根，胡萝卜少许

1. 准备食材；
2. 芹菜剥皮，切小段备用；

3~4. 将食材全部倒入榨汁机中榨汁；

5. 倒入玻璃杯饮用。

胡萝卜酸奶汁 健胃养肠

适应人群 □小阴人□太阴人■小阳人□太阳人

治疗便秘

治疗便秘的四大食物之一就是胡萝卜。胡萝卜和酸奶的共同特点是膳食纤维丰富，胡萝卜的膳食纤维丰富，酸奶的双歧杆菌含量高，能够刺激肠道蠕动。便秘严重时，胡萝卜加酸奶，效果就所向披靡了。如果你是关注肠道运动的人，那么一天一杯胡萝卜酸奶汁是对自己身体最好的交代。

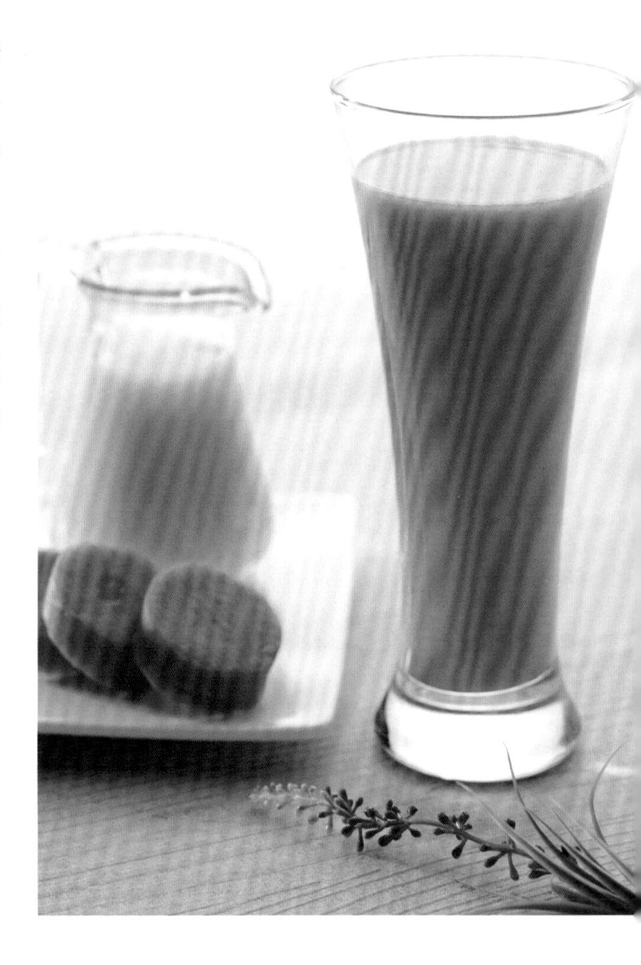

1.

2.

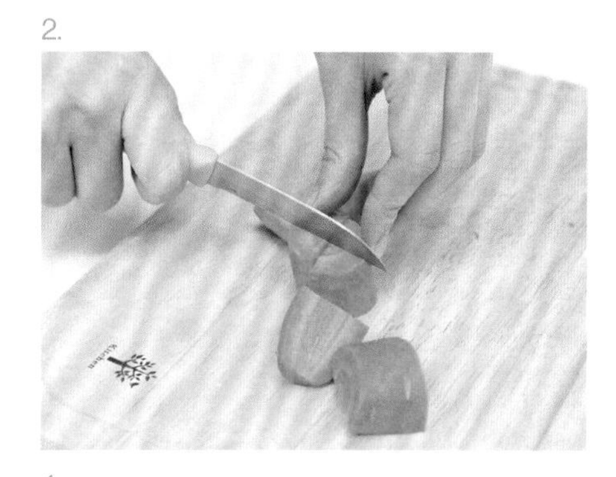

3.

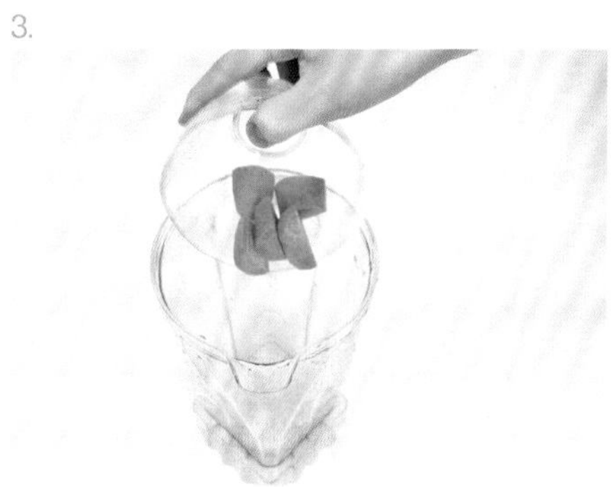

4.

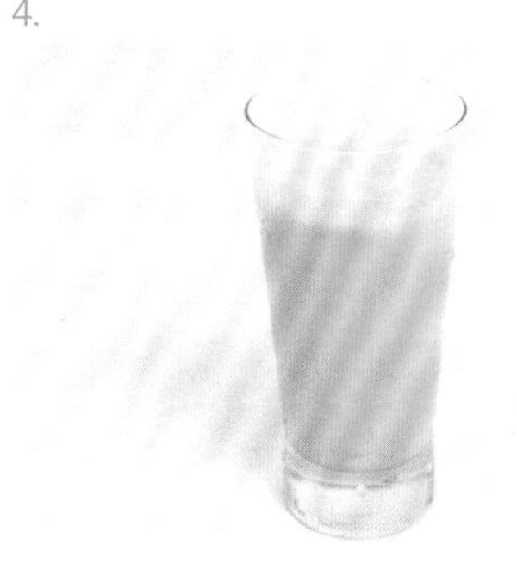

做法:

材料: 胡萝卜半根，酸奶一盒，牛奶50mL

1. 准备好食材；

2. 胡萝卜洗净去皮切成小块；

3. 将食材全部倒入榨汁机中榨汁；

4. 胡萝卜全部绞碎后饮用。

苹果酸奶汁 健胃养肠

适应人群 □小阴人□太阴人□小阳人■太阳人

提高肠道功能，改善便秘

苹果是和胡萝卜一样出色的治疗便秘的食物。尤其是还有“早上的苹果是金苹果”的说法，充分证明了苹果的营养价值不输给任何补药。

苹果内的果胶能够促进肠道蠕动，改变肠道环境，促进排泄。此外，苹果内水分含量高，也能促进排泄顺利进行。

空腹吃苹果虽然也不错，但是和酸奶一起榨汁饮用更能将苹果的作用发挥到最大化，还一个身轻如燕的你。

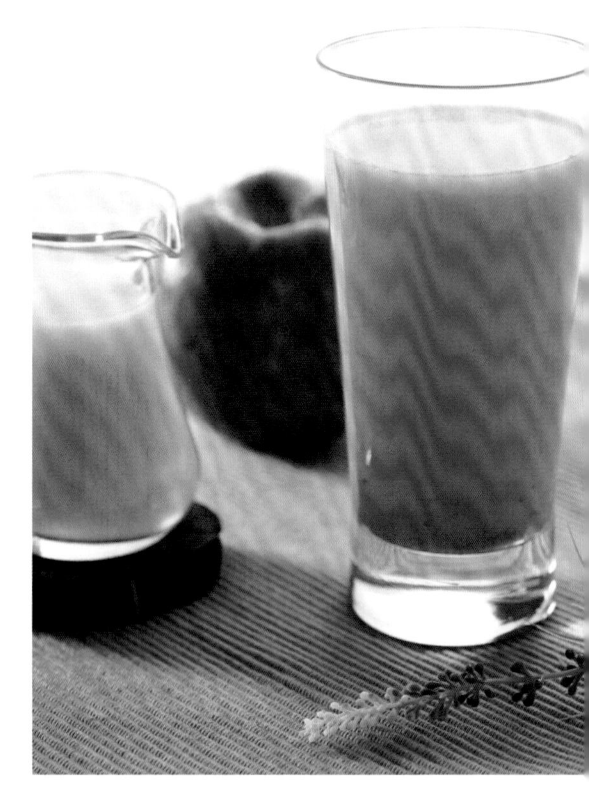

1.

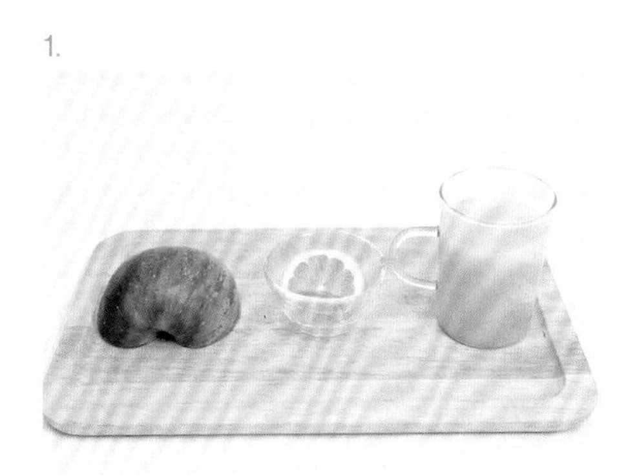

2.

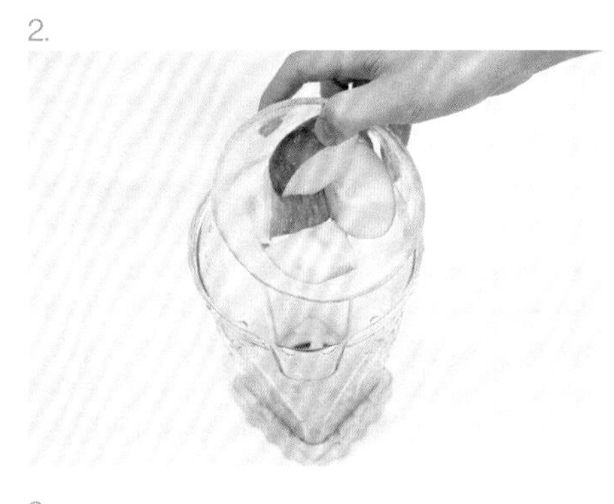

3.

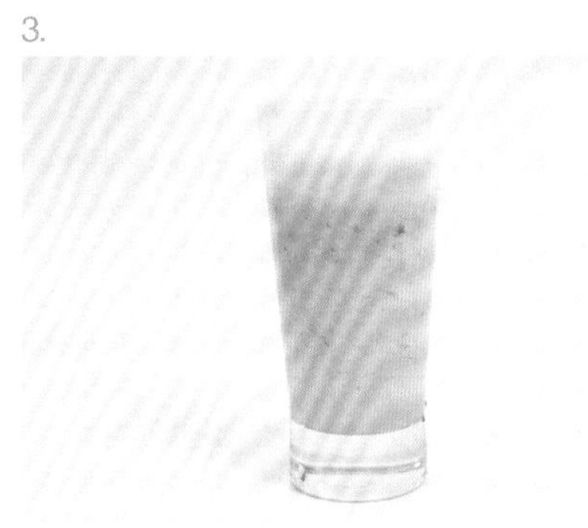

做法:

材料:苹果半个,酸奶一盒,柠檬汁少许

1. 准备好食材;

2. 苹果洗净,去核,切成小块;

3. 将食材全部倒入榨汁机中榨汁,直至苹果和酸奶全部融合为止,装杯饮用。

漆树津液 肝脏解毒、预防衰老

适应人群 □小阴人□太阴人■小阳人□太阳人

抗衰老，预防胃炎，保护肠道

《东医宝鉴》和《本草纲目》上都记载着漆树能治百病。

漆树津液含有丰富的漆酚、黄酮等营养成分，有优异的抗氧化和抗衰老作用，同时还有助于肝脏排毒，排出体内瘀血和毒素。常喝漆树津液可以温暖内脏，对消化系统有益。因此消化不良者和便秘者都适用。

漆树性温，适合女性，并有防治乳腺癌、子宫癌，治疗痛经、怕冷等功效，另外，它的美容效果也不能忽视，是一款能够兼具美容、瘦身、健身的功能性饮品。

漆树津液若没有规范采集，会造成感染漆毒的危险，因此选

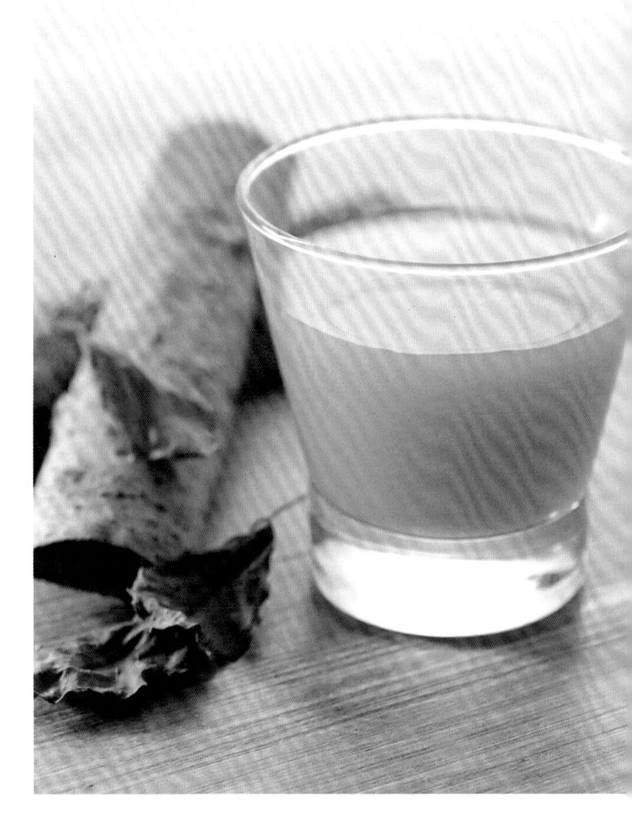

用专家推荐的会更安全。现在市面上有几种可靠的漆树津液出售，仔细甄别，从中挑选出最适合自己的即可。

喝法：

· 体寒的人，坚持每天饮用360mL，可以看到变化。注意用温开水冲服。

· 饮用后可以给身体提供热量，并且促进各项功能运转。运动或者活动前饮用较好。

· 漆树津液和水按照1∶1的比例冲服较好。

· 小孩怕味苦的话可以加入蜂蜜或者白砂糖调味。

· 体热的情况下，喝凉的较好。

梅子酵素 护肝、强心

适应人群 □小阴人■太阴人□小阳人□太阳人

促进消化，强健肾脏

因消化不良而导致肥胖的人占肥胖者中的多数。饮食过量是其中的一个原因，再加上有些人喜辛辣，咸味重的食物，吃饭速度又快，想不胖都难了。食物在胃里要待上一两个小时，如果过量的话，食物从胃到小肠的时间又被加长了。要是加上喝了酒，因为酒精刺激，胃的运动就更加迟缓，甚至需要花上平时两倍的时间来完成消化过程。青梅富含有机酸，能促进消化酵素的分泌，从而达到促进消化的目的。

青梅内含的苦味酸能够帮助身体分解和排出毒素，是提高肝脏和肾脏活力的最佳营养素。因此，要想消除宿醉，缓解疲劳，治疗因食物中毒或是腹泻引起的疾病，青梅是明智的选择。

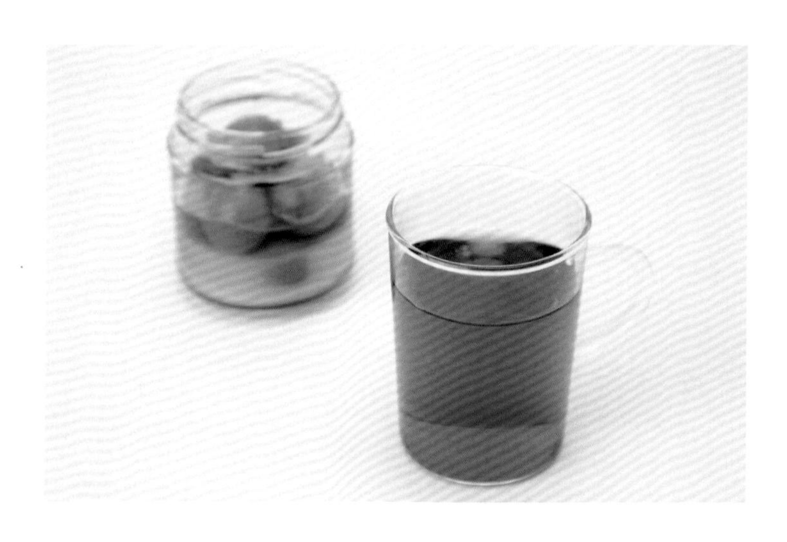

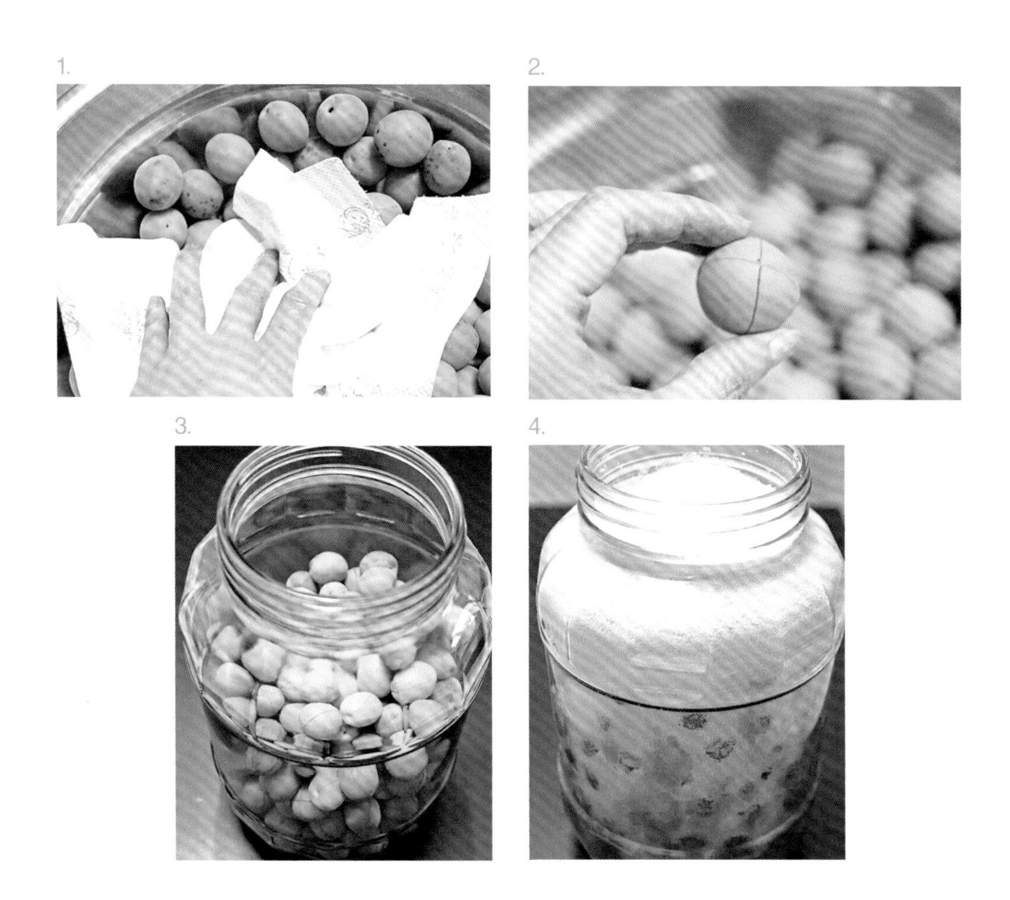

做法:

材料: 青梅、白砂糖比例是1∶1.3

1. 洗净青梅，沥干水分；
2. 在青梅上划开十字花纹；
3. 将1kg青梅和800g白砂糖混合装入罐中；
4. 再在表层上洒满白砂糖，盖好瓶盖，密封保存。

- 每2周摇晃瓶身2~3次。
- 2~3个月后，如果梅肉已经变软，则可以将其捞出。

山野菜酵素 净化血液

适应人群 ■小阴人□太阴人□小阳人□太阳人

提高肠道机能，改善便秘

山野菜酵素是在山间和田间采摘的各种野生植物，取其根、茎、叶、皮和果实等，使之发酵，制成原液。这种酵素原料多样，效果也多功能。其中最主要的功效是参与新陈代谢，帮助身体排出毒素，净化血液和组织，以此达到瘦身的效果。山野菜内所含的钙、硅等矿物质成分能够帮助组织和细胞完成生化转化，达到微量元素均衡的状态，从而发挥抗衰老的功效。

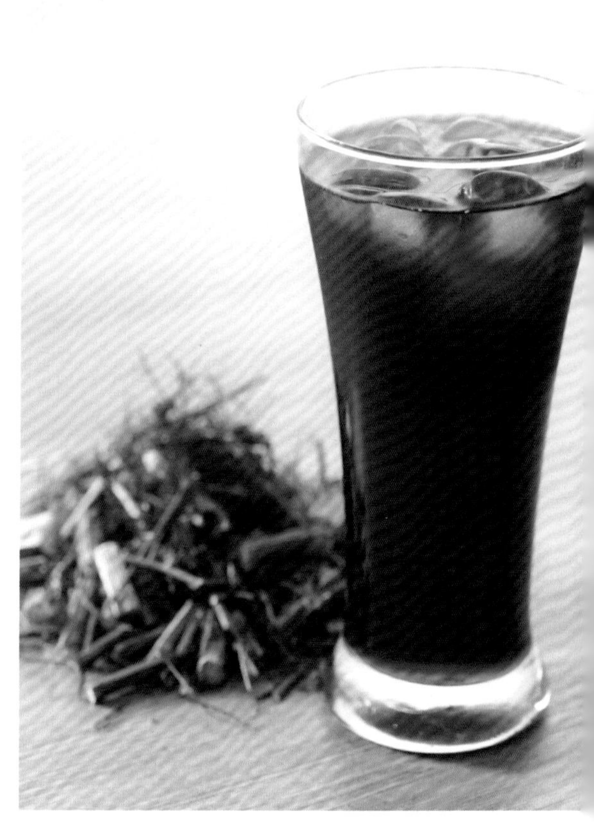

因为习惯性暴食引起的肥胖，一定不能用节食等不健康的方法去减肥，这样不仅会打破身体平衡，还容易引起反弹。相反，食用山野菜酵素可以在保护身体健康的前提下，让你安心自然地瘦下去。

1.

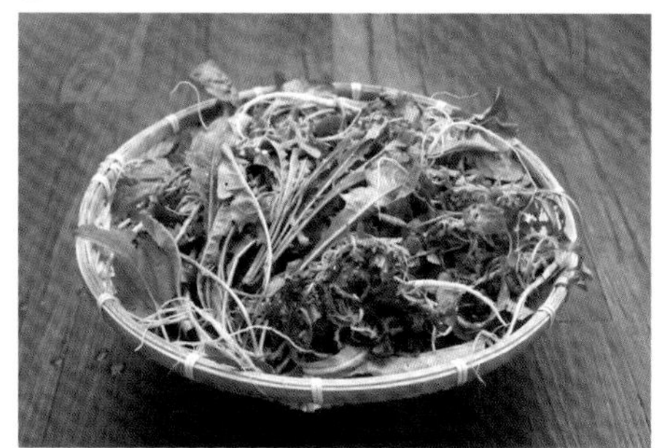

做法:

材料: 等量的山野菜和白砂糖

1. 准备好30种以上的山野菜;
2. 洗净所有山野菜;
3. 晾干山野菜;
4. 将山野菜和白砂糖按照1∶1的比例混合,装瓶密封保存在阴凉处;
5. 一个月后将瓶子倒置,再发酵3个月,发酵完成后捞出山野菜,饮用津液。

2.

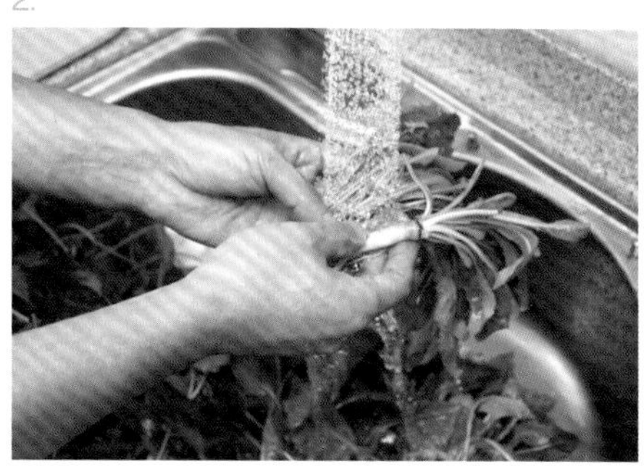

3.

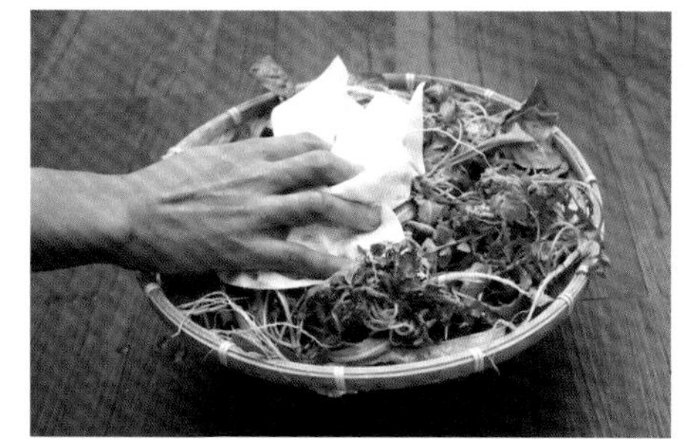

4.

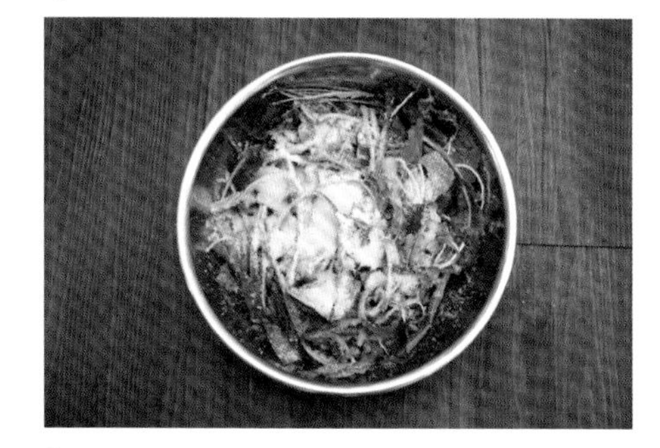

5.

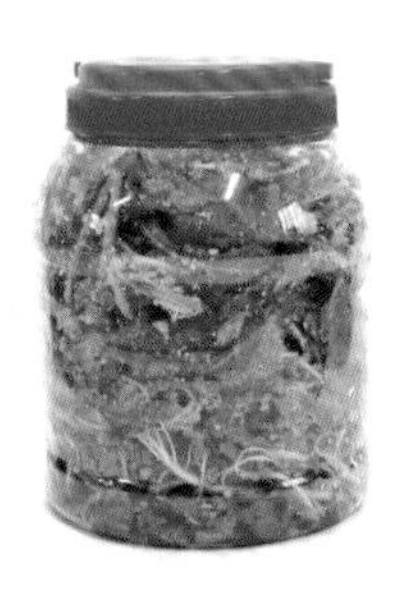

石榴浓缩液 补水、抚平细纹

适应人群 □小阴人□太阴人■小阳人□太阳人

除皱抗老

石榴中含有的天然植物性雌激素是一大宝物，它和人体自身分泌的雌激素非常相似，若摄取得当，可以轻易被人体吸引，转换成有益于身体器官的能量。长期食用石榴，摄入其中的养分，可以为人体提高激素水平，能美化肌肤、抗氧化、抗衰老，是有益于所有女性的滋补良品。石榴酵素可以长期饮用，但是每天的饮用量不宜超过300mL。

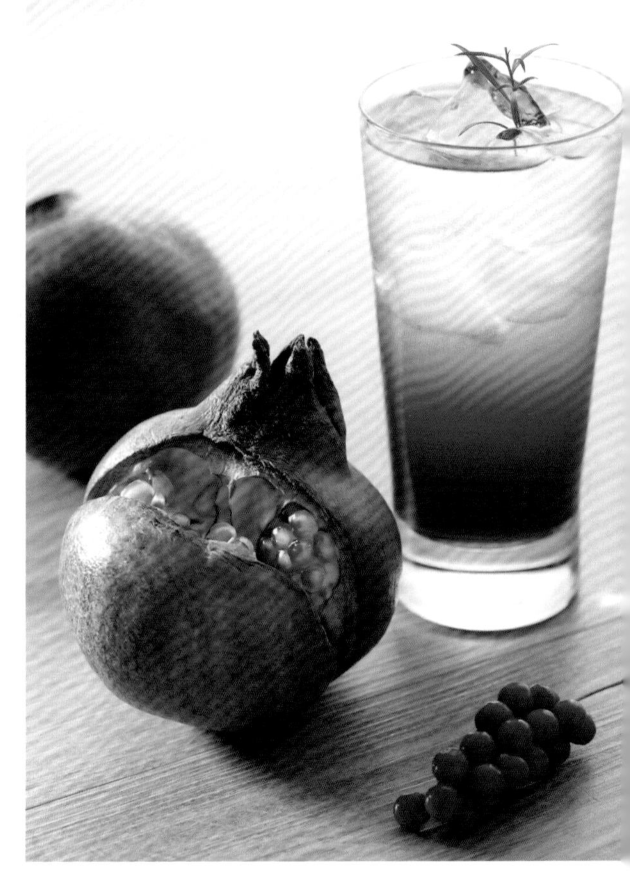

石榴的美肤作用众所周知，它通过促进肌肤的玻尿酸和胶原质的生成，达到补水和充盈肌肤、消除皱纹的效果。对于受闭经问题困扰，及肌肉酸痛、关节失灵、患忧郁症、易疲劳和患阴道炎的女性尤为适用。另外，缺乏女性雌激素、脸色蜡黄的人群也应该多食用。

1.

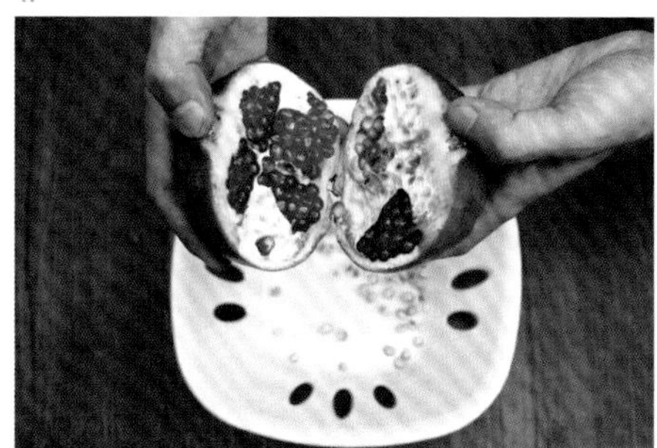

2.

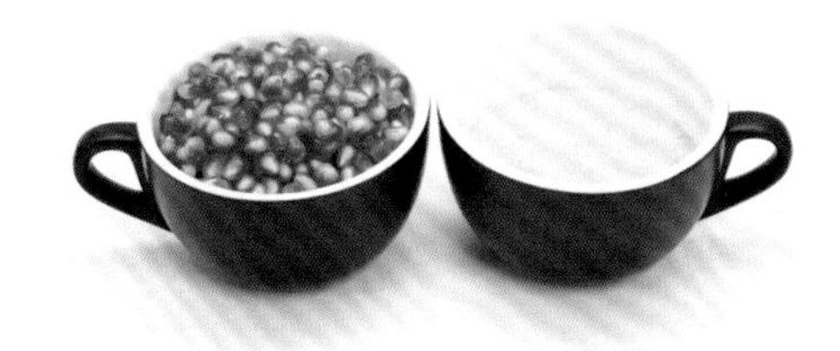

3.

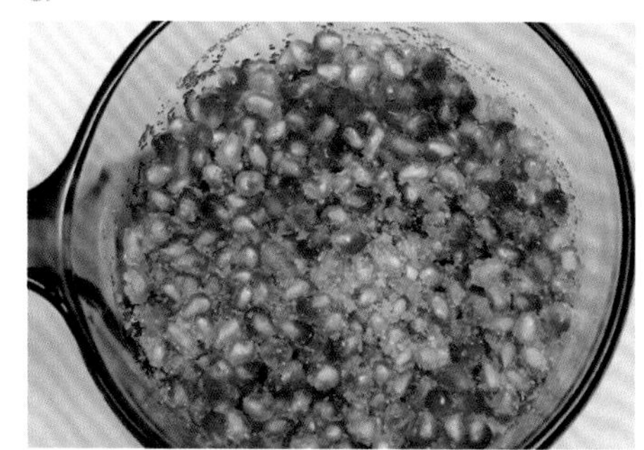

4.

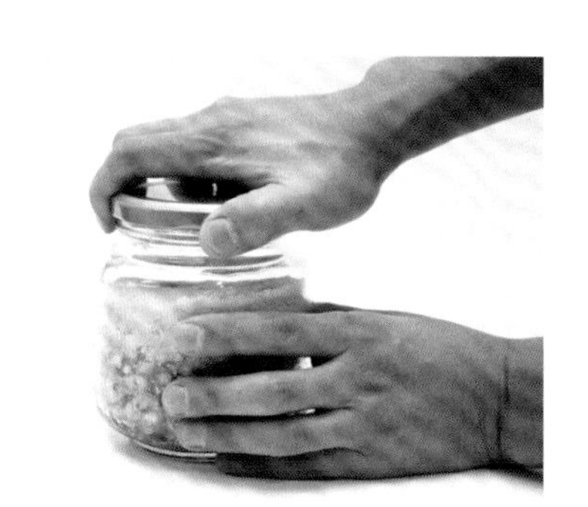

5.

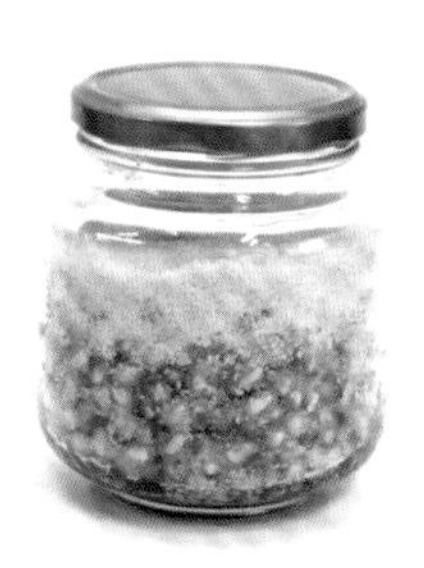

做法:

材料: 等量的石榴和白砂糖

1. 将石榴剖开,取出果肉待用;
2. 准备好和石榴果肉等量的白砂糖;
3. 将60%的白砂糖和果肉混合,装入罐中,再将剩余的40%白砂糖铺在上面;
4. 盖子不要完全密封住,留一小条缝隙供空气流通;
5. 放在阴凉通风处保存一个月,完成后饮用汁水即可。

覆盆子醋饮 无反弹瘦身良药

适应人群 ■小阴人□太阴人□小阳人□太阳人

溶脂排毒，治疗便秘

白醋的酸味相对较弱，黑醋是按中国特殊传统工艺制造的食醋。

白醋有促进大肠蠕动的作用，和红薯一样，具有治疗便秘的奇效。此外，饮用白醋可以加速脂肪分解，排出身体毒素，降低血压和胆固醇，防止瘦身后的反弹现象。

黑醋能够降低血糖，预防糖尿病，还有强化肝功能的效果。黑醋成分中的氨基酸是构成胶原蛋白的原料，多加食用，可以抚平细纹，达到抗衰老的效果。

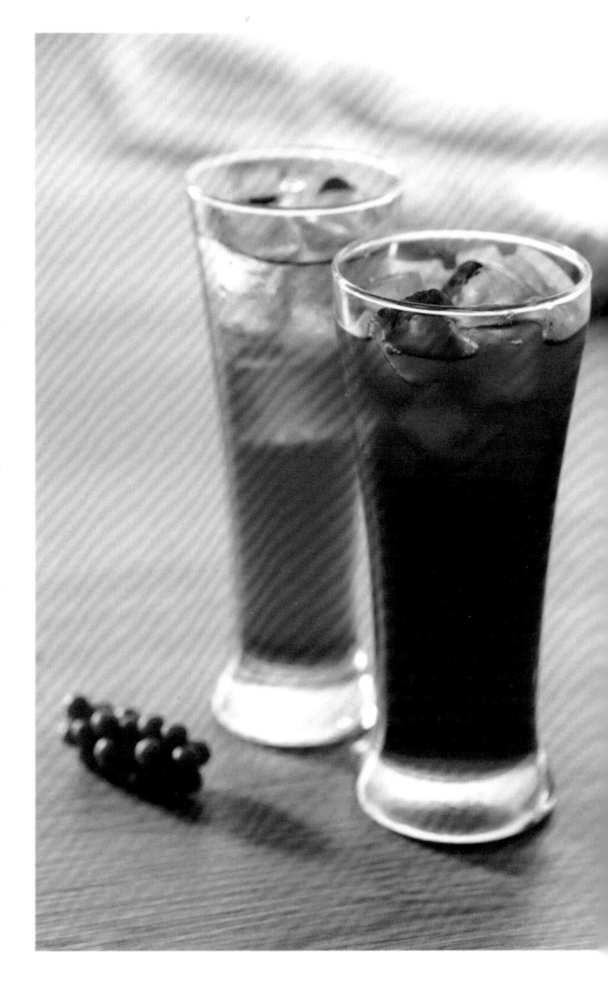

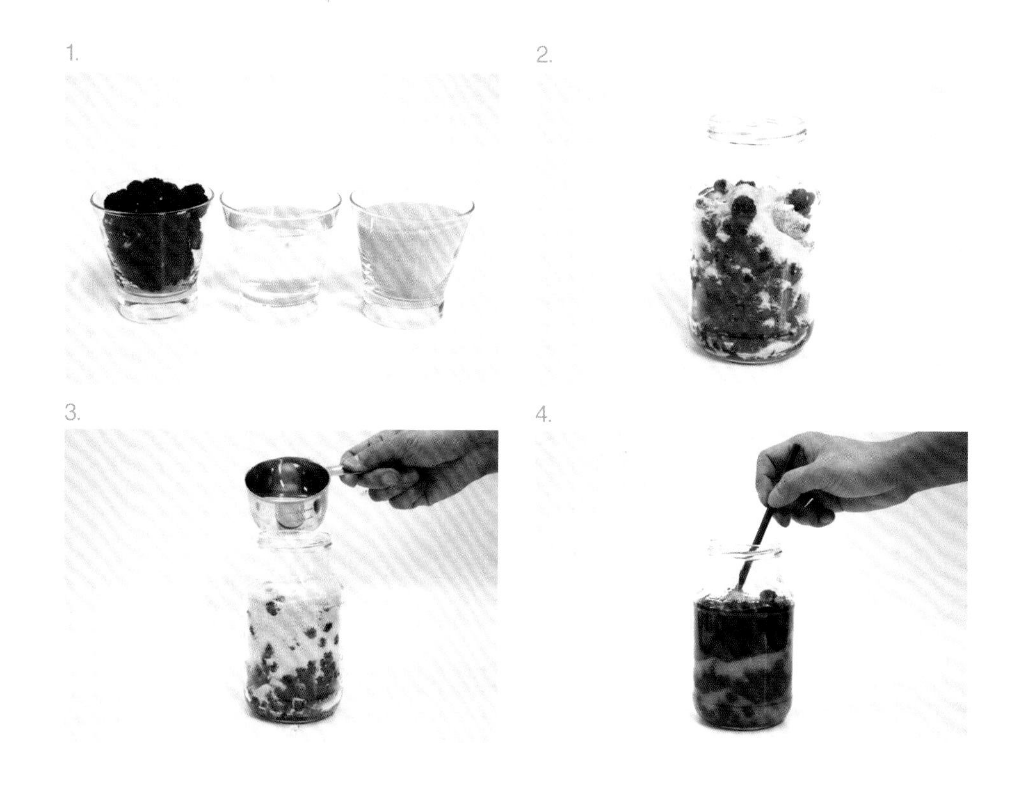

做法:

材料: 等量的覆盆子、白醋、白砂糖

1. 准备好食材;

2. 先在瓶内放入覆盆子, 再将白砂糖倒入, 填满空隙;

3. 缓缓倒入白醋, 轻轻摇晃瓶身;

4. 放在常温下, 密封保存一个月, 完成后饮用汁水即可。

香蕉醋饮 快速溶脂、代谢糖分

适应人群 □小阴人□太阴人■小阳人□太阳人

促进消化，强健肾脏

香蕉醋饮因为好莱坞女星格温妮斯·帕特洛和韩国女星徐仁英声名大噪。

香蕉属于糖分和热量较高的水果，但是与之相对应的是强烈的饱腹感（可减少其他食物摄入）带来的瘦身效应。

香蕉内所含的胶质是排出人体内重金属和致癌物质的好帮手，其中的低聚糖又可以改变人的易胖体质而其中丰富的钾元素可以帮助排出体内多余的钠，从而达到降血压，降低胆固醇的效果。

香蕉搭配上醋更是能让脂肪和糖分无处遁形，毒素消失得无影无踪。

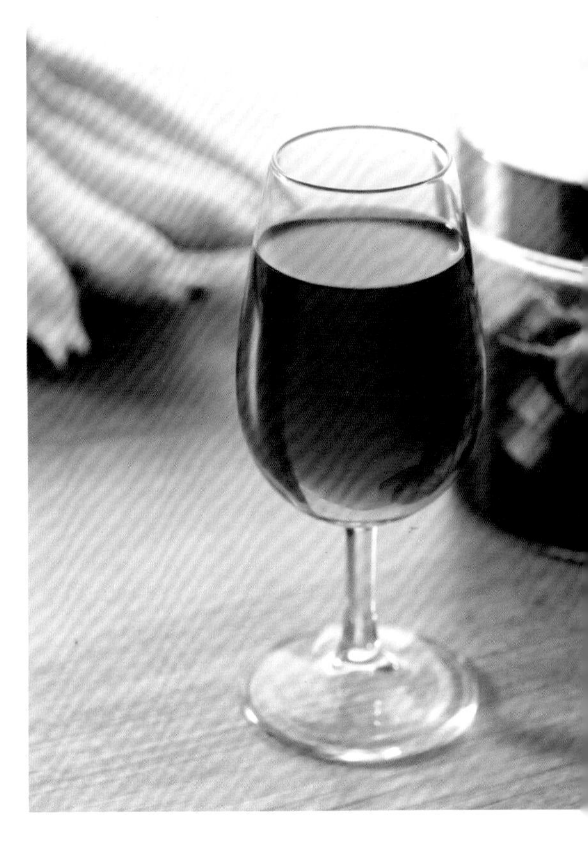

1.

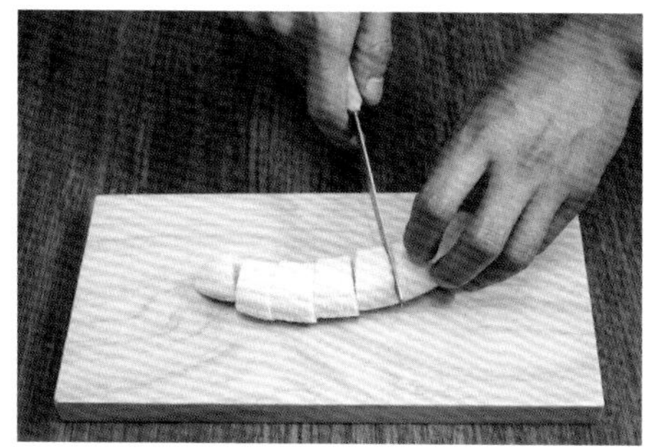

2.

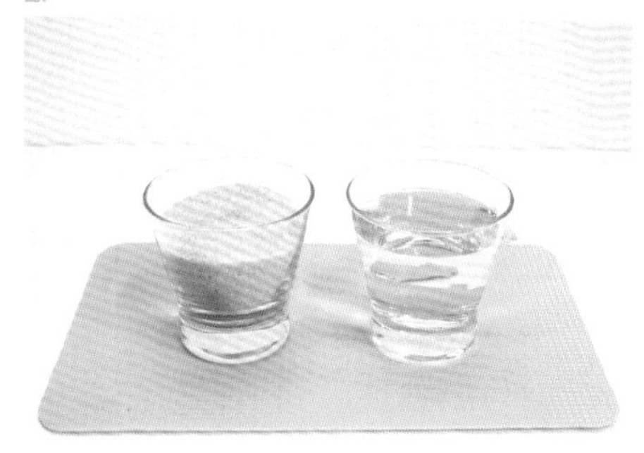

3.

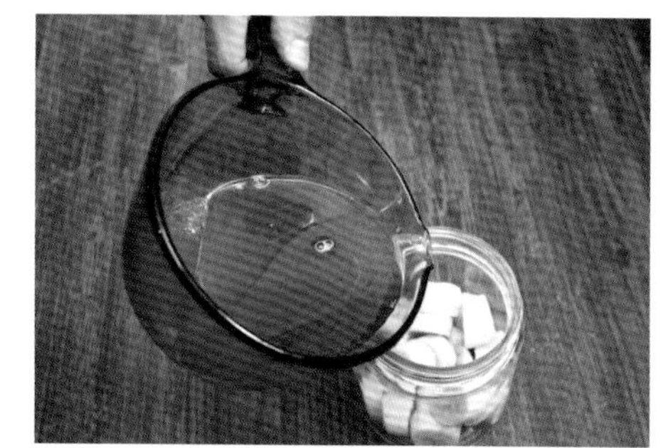

4.

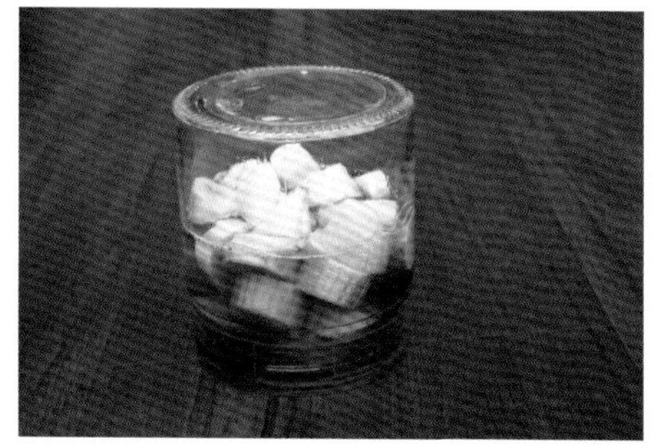

5.

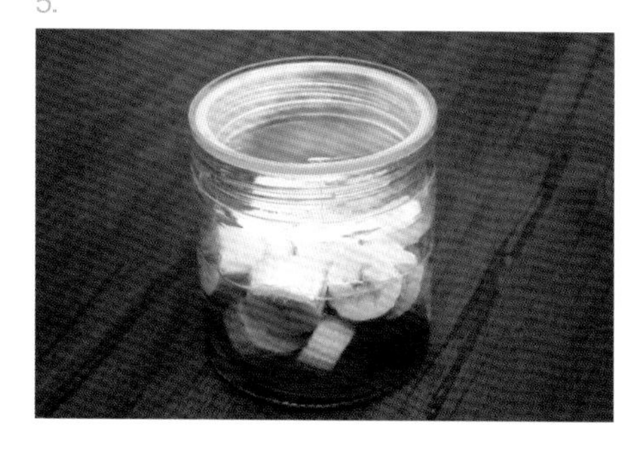

做法:

材料: 等量的香蕉、白醋、白砂糖

1. 将香蕉切成厚度2cm的小块;

2. 将白醋和白砂糖按照1∶1的比例混合,加热30~60秒,使其溶解;

3. 将混合白砂糖后的白醋、香蕉倒入瓶内,再在表层洒上一层糖;

4. 将瓶身倒置,常温下储存1天后,放在冰箱里冷藏2周,完成后饮其汁水即可。

桑葚浓缩液 香甜维生素

适应人群 □小阴人■太阴人□小阳人■太阳人

护肝护肾，降胆固醇

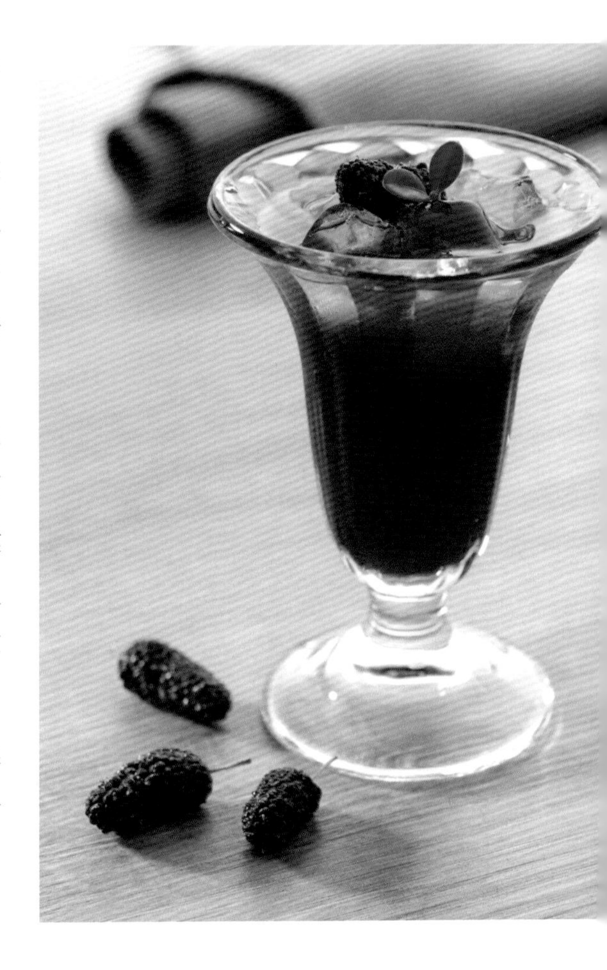

桑葚是桑树的果实，又名桑果、桑枣。外表紫黑、汁多、味甜，含丰富的葡萄糖、果糖、柠檬酸、鞣酸、胶质多种维生素和钙等微量元素。桑葚自古以来就是著名的强身剂，主治肝脏、肾脏毛病，降低血糖和胆固醇。

桑葚可以生吃，也可以制成浓缩液饮用，或者泡酒饮用。桑葚酒一直有“仙人酒”的美誉，其强身健体的效果可见一斑。在面粉里滴入几滴桑葚汁制成曲奇小饼也是个不错的食用方法。

药效虽好，但也不要贪杯。桑葚浓缩液不可一次饮用太多，适合少食多餐。

做法:

材料: 等量的桑葚和白砂糖、白醋

1. 准备好食材。因桑葚水分含量高，白砂糖多准备些也无妨；

2. 将桑葚和白砂糖装入瓶内，缓缓倒入白醋；

3. 密封保存，等发酵完成后饮用汁水。

1.

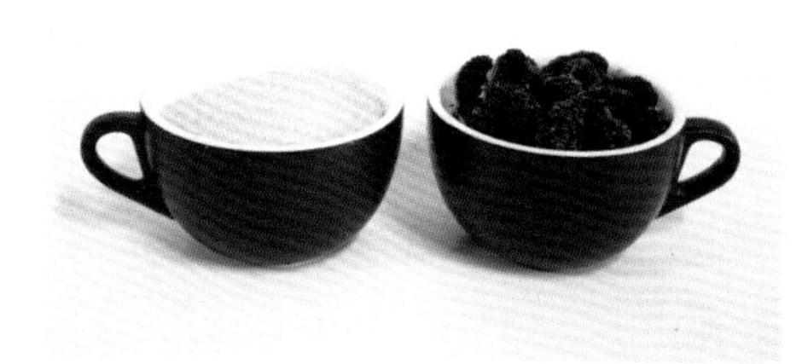

2.

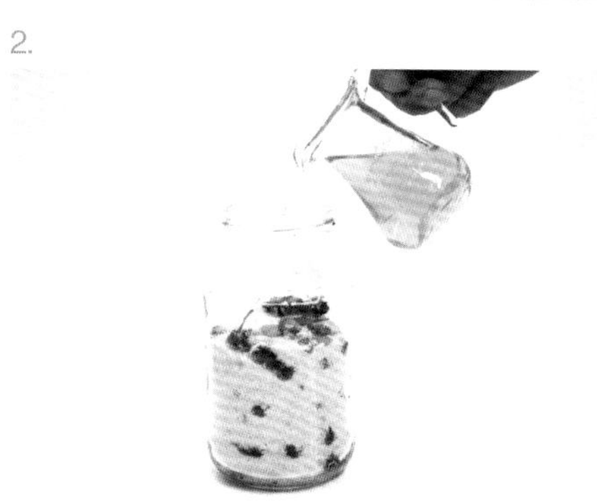

3.

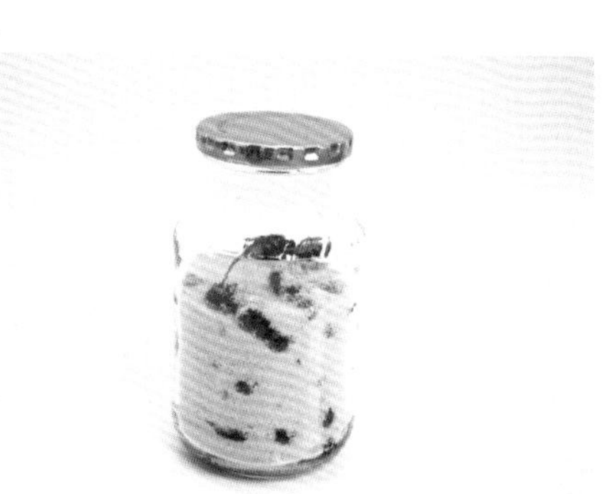

海蓬子原液 养胃、净化血液

适应人群 □小阴人■太阴人■小阳人□太阳人

镇定肌肤、排清宿便

海蓬子是来自大海的礼物，含有丰富的矿物质和膳食纤维，镇定皮肤的效果明显，也有助于排清宿便，保护肠胃，促进消化，是适合瘦身的健康食品。

海蓬子生长在海边，自然带有大海的咸湿味。但这味道并不使人生厌，反倒显得有几分自然，能够让没胃口的人恢复食欲。坚持食用便能净化血液，感觉身体由内而外地轻松起来。

海蓬子一般被打成粉末，用开水冲调后饮用，或者做成其他料理。不过将其发酵，饮用原液也是个不错的方法。

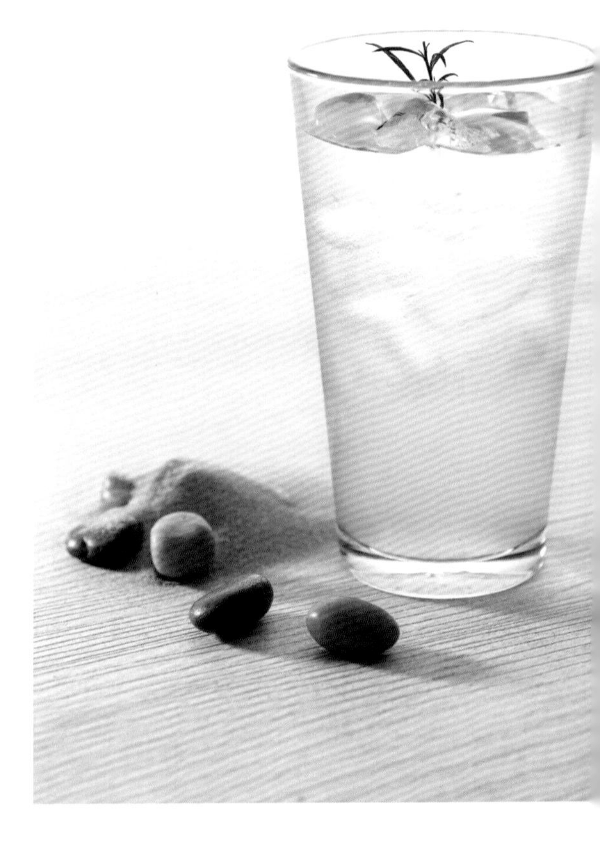

做法:

材料: 等量的海蓬子和白砂糖

1. 洗净海蓬子;

2. 和白砂糖搅拌均匀;

3. 装入罐中,上面再洒一层白砂糖,密封,等待发酵即可饮用原液。

1.

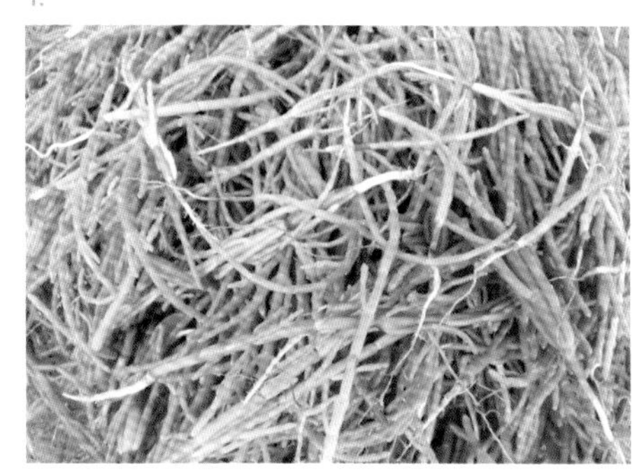

2.

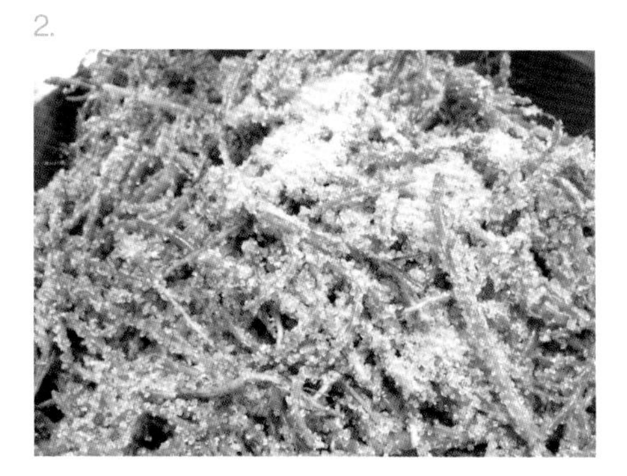

3.

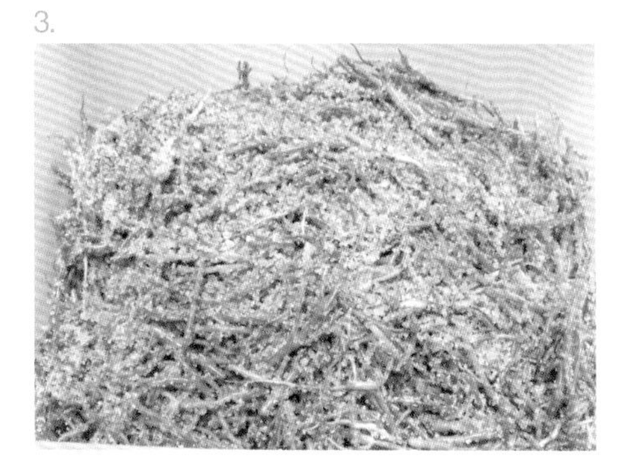

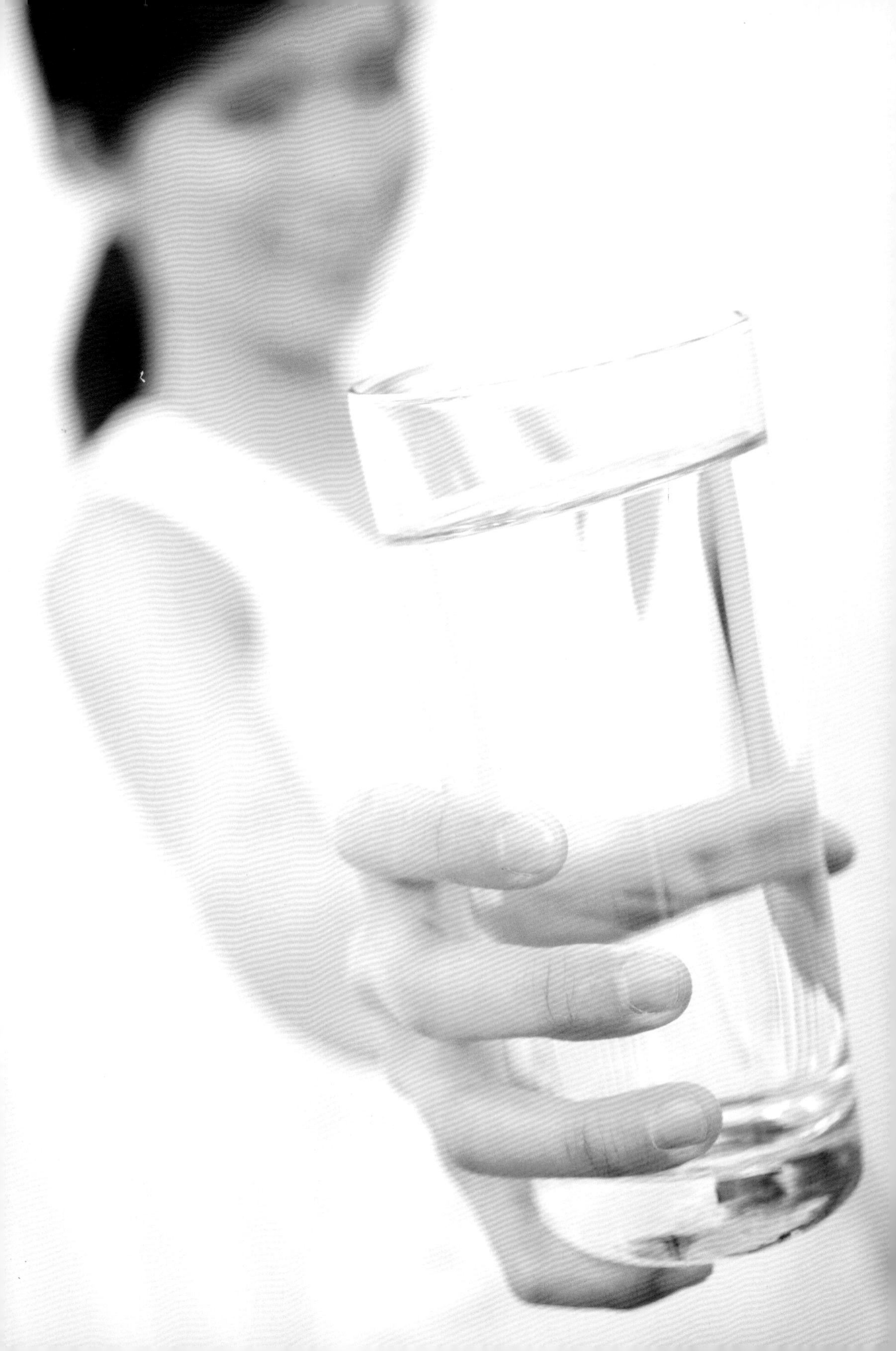

后记

瘦身，从珍惜自己的身体开始

一进咖啡厅，经常能听到男性朋友之间这样的对话："女人为了减肥饭都不吃，居然还忘不了咖啡，还敢吃芝士蛋糕……"

我笑了笑，他们的对话虽然没有全部听清，但是重要的问题已经显露出来了。不只是女性，装修精致、卖着高卡路里咖啡和甜点的咖啡店里，总是散发出阵阵香气，成为妨碍了大多数人瘦身计划的元凶。人们经过咖啡店门前，总是被香气吸引，进去享受了一番香甜之后，回到家中又想通过节食、高强度运动来弥补。为了这些，大家承受的压力不是一星半点，而真正能够给我们身体提供营养的正餐又没能摄入。我把这个称为"甜蜜的诱惑"。

韩国研究健康茶饮的五嘉茶研究所，本着调查的目的，研究了大量的速食饮料，最后发现，这些饮料大部分都在危害着现代人的健康。过分浓郁的味道在腐蚀着现代人的味蕾，改变着现代人的饮食习惯，渐渐地在威胁着现代人的生活。每每想到这里我都难以抑制惋惜之情。

这本书里提出的"了解自己的身体，用健康的饮品来完善瘦身方法"比迄今为止提出的任何瘦身方法都要更加健康，对身体更加有益，而且实践起来还更具趣味性。希望你们都能找到适合自己体质的健康饮品。

谢谢各位耐心看完本书。也对在本书出版过程中给予帮助的各位再一次表示感谢。

完美身材助力手册

读到这里你是否感觉自己没有好好善待自己的身体呢？是不是感觉没有利用正确健康的瘦身方法呢？是不是感觉有些愧疚呢？事实上只需要小小的努力和改变，就能让你排出体内废物，养成良好的生活习惯，健康地瘦身，何乐而不为呢？不过这一切都需要建立在你决心与旧的自己说拜拜，打算改变习惯，完美自己的基础上。若是你能做到，你就已经成功了一半。想要改变习惯，养成易瘦体质，自己的决心是最重要的决定因素。本章试着介绍一些简单易懂、不易失败的例子，来帮助你入门和建立信心。

本手册主要介绍茶和水要怎么喝，如何制定瘦身食谱，如何有效又简便地健身等问题。这些都是一些小经验和建议，而非教条，不要求你一条不漏地全部做到，但是希望你能根据自身情况加以改善并活用。

你会发现，即使不刻意减肥，只是稍加改变自己的生活习惯，一个月瘦1~2kg也是易如反掌的。请别害怕失败，试着鼓励自己，开始瘦身吧。

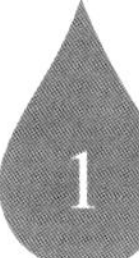

瘦身就是通过改变习惯、日程和食谱达到的

一个盘子解决一餐

专家建议，既然痛下决心想要瘦身成功，那么和运动同等重要的就是“你怎么吃”。因此你找来一大堆减肥食谱和食材，制定好方案以后才发现，原来做饭并不那么简单，所有食谱看起来美味又简单，仿佛伸手就能做出来，可是本人一实践，发现都是美丽的谎言。

所以我现在要介绍给你一种超级简单的懒人傻瓜食谱，所有营养物质和热量都控制在一个两只手掌大的盘子里。

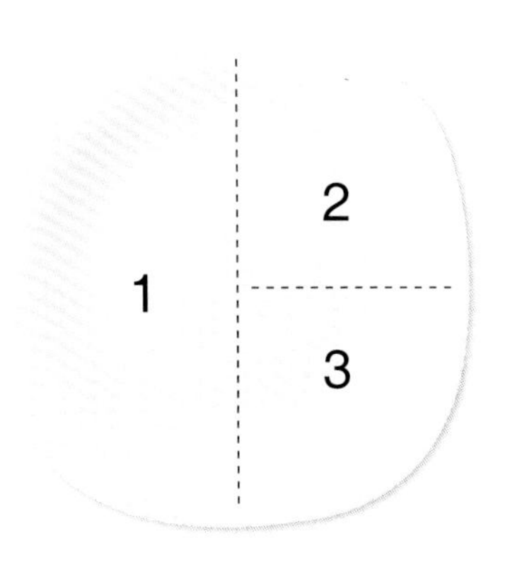

1 将盘子分出一半的区域留给蔬菜和瓜果。只要是平时你爱吃的就行，3~4种都没关系。

2 将剩下的一半区域再次平分出一半的位置，这次是留给肉类和鱼类。油炸和加了面粉的都不推荐，最好是清蒸或者水煮方式烹调的，或者用豆腐和鸡蛋代替都不错。

3 最后的区域留给主食——米饭和面包。不过米饭最好是糙米饭或五谷饭。瘦身时应避开面粉，面包也选用全麦面包或者杂粮面包。如果吃腻了这些，那就来点红薯和土豆吧。

大致记得这个盘子的构造，具体到吃什么可以每天调节。不过有一点要铭记在心：一定不能食用太咸、太辣、油炸和有面粉的食物！切记

检查你一天摄入了多少水分

大众普遍认为每天要摄入1.5~2L的水，但这不是要你每天最少要喝掉2L水，每个人的肾功能和需求不一，需要的水分也不尽相同。因此，记录和检查你每天喝了多少水是非常有必要的。

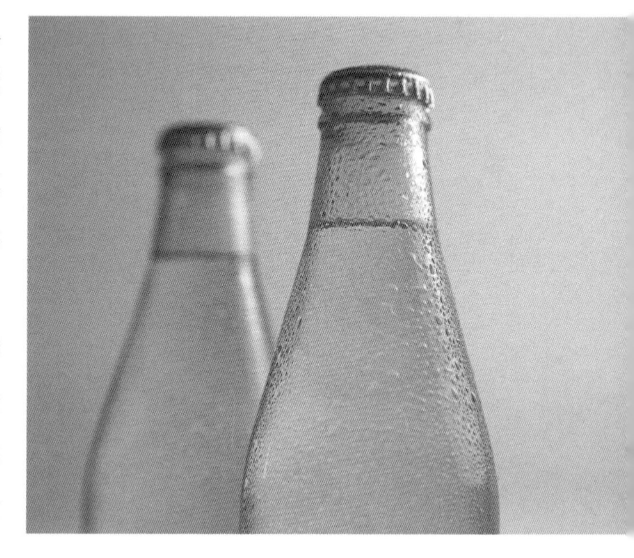

计算方法非常简单。用你的体重千克数加上身高厘米数，最后除以100就可以了。例如小明体重60kg，身高165cm，那么他每天所需要摄入的水分是

“（60+165）÷100=2.25”L。

不是水喝得越多就越好。过多的水分会加重肾脏负担，导致吸收和排泄不畅，甚至导致身体发凉，因此要适当饮水，不要勉强，时刻关注自己的身体状态，做出微调。

每天喝水和进食的时间表

• 起床，先喝一杯水/茶/果汁

• 叫醒沉睡的身体

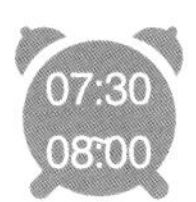

• 糙米饭、拌菠菜、拌豆芽、烤青花鱼、大酱汤

• 早晨实在太忙碌，无法抽出时间准备早餐时，可以用饭团代替

• 或者可以事先煮好豆浆、红薯和土豆，早上只要拿出来加热即可

• 第二杯水

• 午饭前必须喝一杯水

• 米饭、酱黄豆、炒凤尾鱼、茄子、鸡蛋卷、干明太鱼汤

• 如果自己带盒饭去比较困难的话，和同事们一起进食为佳

• 最好选择中餐

• 饭后不要豪饮，小口慢慢喝水

• 随时准备好小纸杯

• 杏仁10颗，茶1杯

• 食用坚果补充不饱和脂肪

• 午餐和晚餐间隔时间较长，忘掉巧克力和其他零食，用茶来制造饱腹感吧

• 比起摄入高蛋白和蔬菜的早中餐，晚餐尽可能简单一些

• 一般家里吃的食物就可以，记得沙拉只能偶尔享受

• 整理一天发生的事情，喝杯茶

• 看看电视，练练瑜伽，或者其他伸展运动

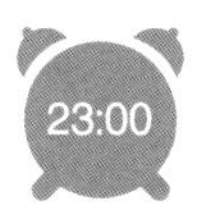

• 入睡前喝杯水

• 睡前饮水有助于全身的血液循环

2 每天运动10分钟

谁都知道只有每天都坚持运动才能达到瘦身的目的。估计你们都有过这样的经历吧？刚开始减肥时雄心壮志，每天都运动一两个小时，最后坚持不过三天就放弃了。然后又把没有好好运动的压力转化成了暴饮暴食的动力，瘦身计划自然也成了泡影。所以我想教给你每天10分钟的简单运动方法。

每天早起10分钟，或者晚睡10分钟都行，既不会占用你们宝贵的时间，又是一项只有盈利没有风险的投资，多好。每天一步，时间一长就是千里。

运动法

少女时代专用健身秘籍，韩国电视节目中也介绍过，通过广大群众实践证明是有效可行的运动方法。有氧运动、肌肉运动、中强度有氧运动和缓和运动交替进行，虽然每天只运动短短10分钟，但是排毒和能量消耗的目标都能完成，效果也是立竿见影。

4分钟的高强度有氧运动：拳击

刚开始的4分钟持续高强度有氧运动，打造全身S形线条。

出左拳，朝前直直打出，同时出左腿，腰部顺势跟上前，换左拳、左腿；

口念“一一二一一一二”拍子，自己跟上节奏；

如此反复4分钟，能明显感觉出汗、心跳加速。

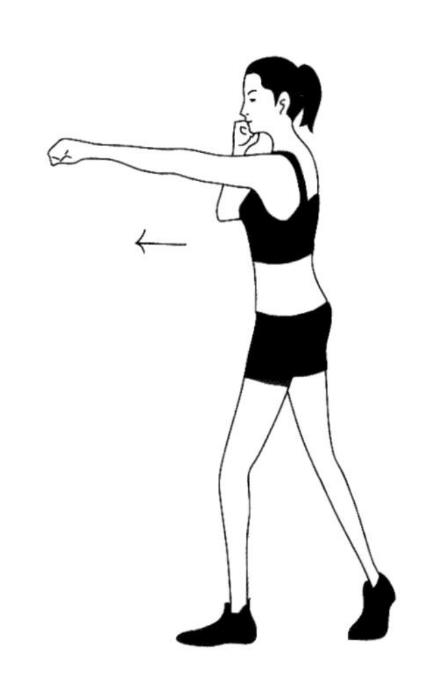

3分钟的肌肉运动：深蹲

接下来的3分钟是肌肉运动——深蹲。

双腿打开，与肩同宽，站直；

挺直腰板像坐椅子一样慢慢下蹲，保持几秒，再慢慢站直，反复；

深蹲时，双臂可自然向前伸直，也可以交叠在一起，平放在胸口前。

动作要点：注意全程腰背挺直，动作不宜太快。

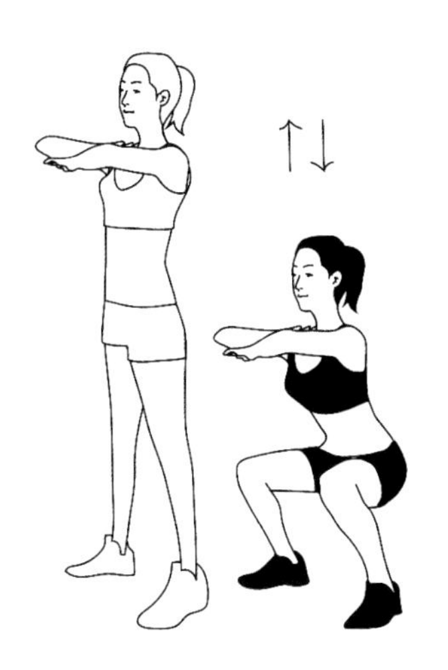

2分钟的中强度有氧运动：抬腿

第三，中等强度运动——抬腿。

站直，双臂伸直，举过头顶；

膝盖弯曲，抬右腿，双手同时放下，抱膝后回位；

左右腿交替，做完2分钟。

动作要点：尽可能做得越快越好。

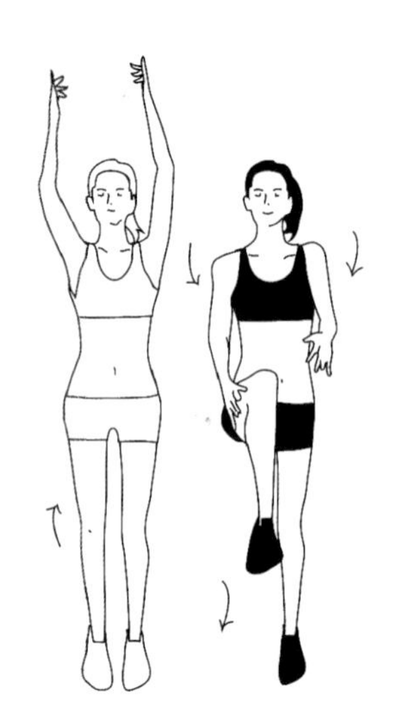

1分钟的缓和运动

最后一步是缓和运动。以简单的，自身已掌握的伸展运动结束即可。注意拉伸的目的是防止肌肉产生，缓解酸痛症状，不可忽视或者略过不做。

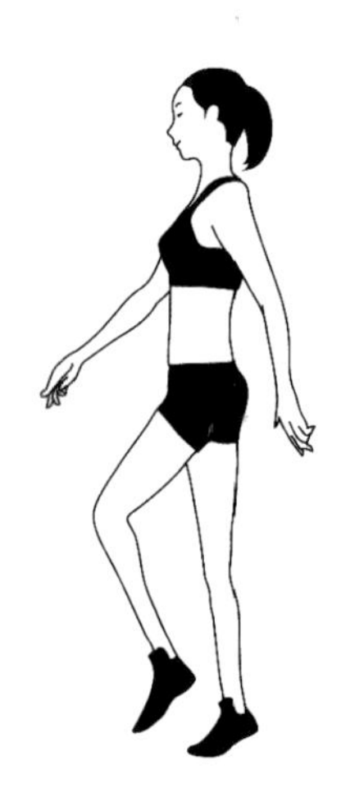

猫式

深受明星欢迎的一种姿势，适合在空腹时做，简单又高效。

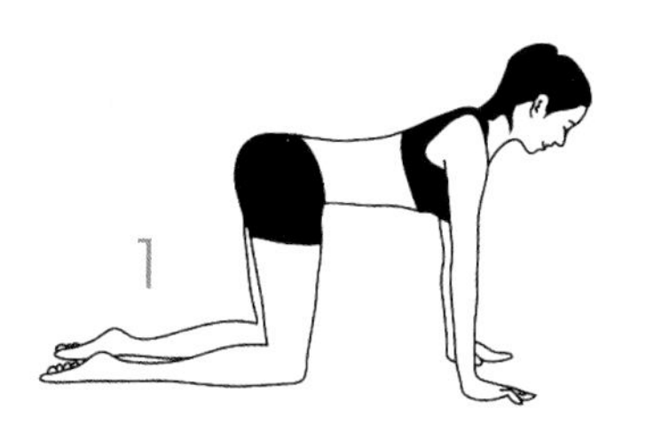

跪在地上，两膝打开与肩部同一宽度，小腿及脚背紧贴在地上，脚底朝天。俯前，挺直腰背，注意大腿与小腿及躯干呈直角，上躯干与地面平行。双手手掌按在地上，置于肩下，指尖向前。

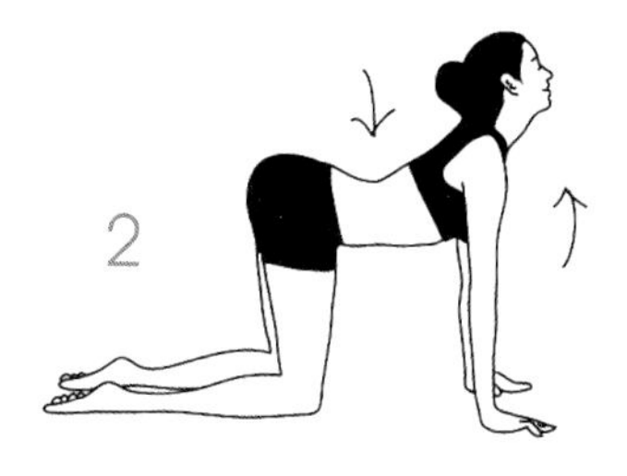

吸气，同时慢慢地将盆骨翘高，腰向下微屈，形成一条弧线。垂下肩，抬头，眼望前方。

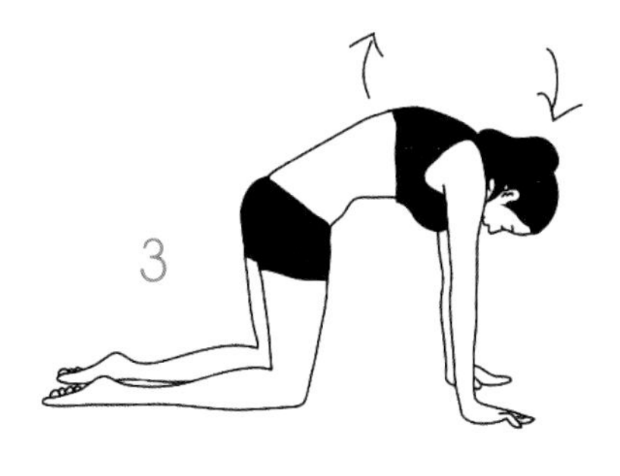

呼气，同时慢慢地把背部向上拱起，带动脸向下方，视线望向大腿位置，直至感到背部有伸展的感觉。配合呼吸，重复3~5次。

这组动作有利于塑造S形曲线，矫正驼背，帮助消化。

鳄鱼式

鳄鱼式主要锻炼腰腹肌肉，适合腹部突出者练习。对于脚腕细的人来说是个容易掌握、效果明显的动作。

1

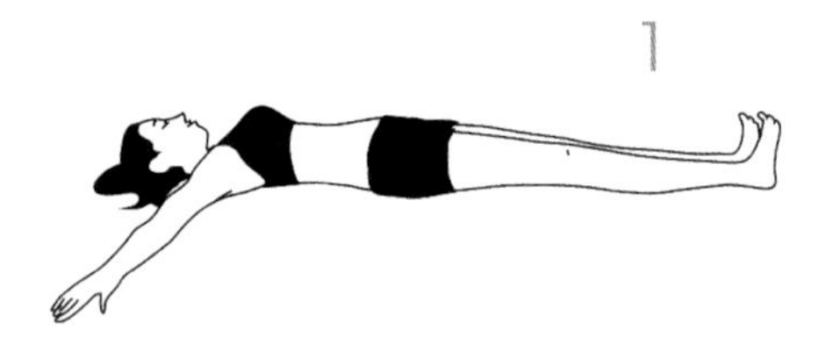

仰面平躺，双腿绷直，双臂与肩齐平并伸直，手心朝下，贴住地面。

2

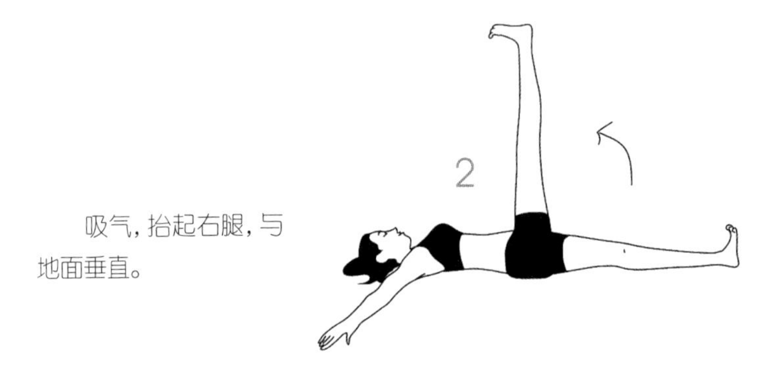

吸气，抬起右腿，与地面垂直。

3

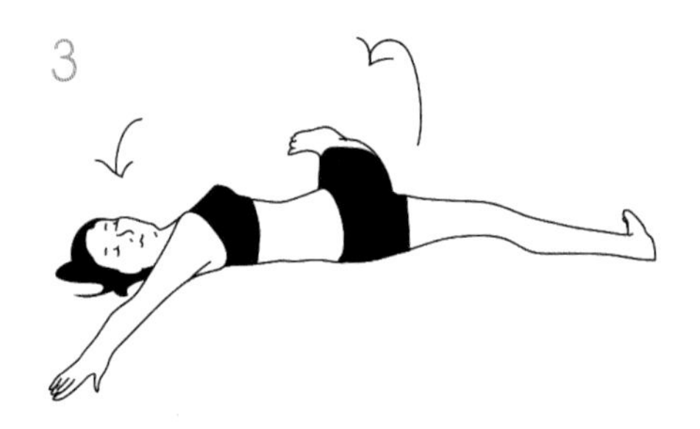

呼气，转动脚腕，同时放下右腿，试着去用右腿够左手指，但要注意右腿不可以贴着地面，肩膀要牢牢贴在地面上，脸朝右边，保持20~30秒，换左腿。左右腿交替做。

乌龟式

这一姿势适合晚上休息时做，缓解一天的烦躁与精神紧张。可促进血液循环，放松肩关节，消除腹部多余脂肪，收紧腹部。

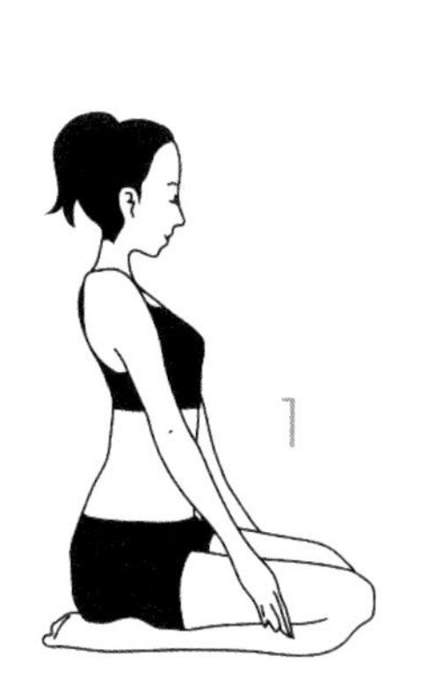

跪坐地上，挺直腰背，双手自然下垂。

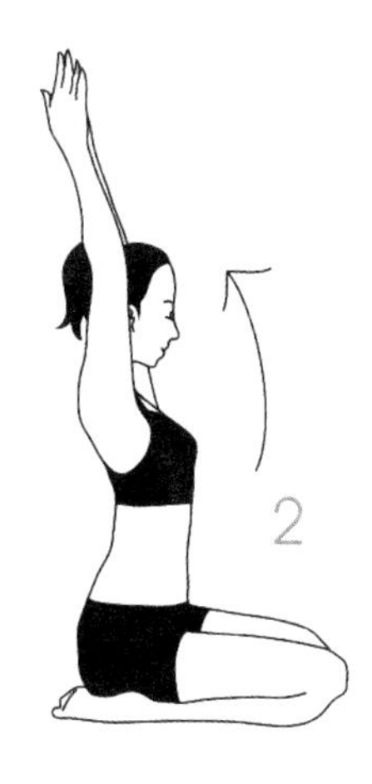

两臂伸直，举过头顶，合掌。

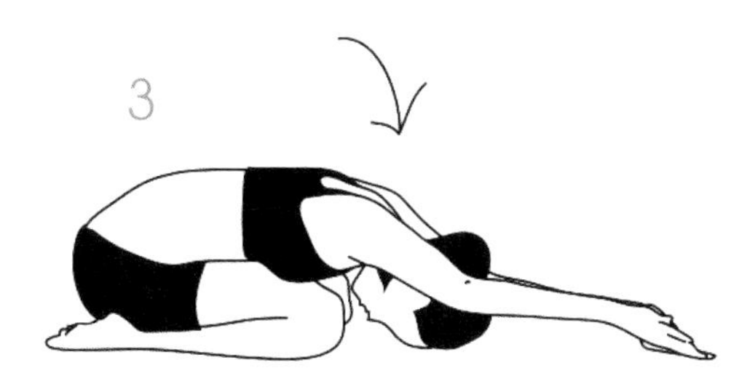

双手合掌，收紧下巴，低头，上身徐徐向前弯曲，俯身，手掌和前额贴地，臀部不可以离开脚后跟，保持30秒。反复2~3次。

大树式

这一姿势能改善驼背，锻炼肢体的稳定与平衡能力。刚开始时可能会站不稳，稍加练习即可，不用太慌张。

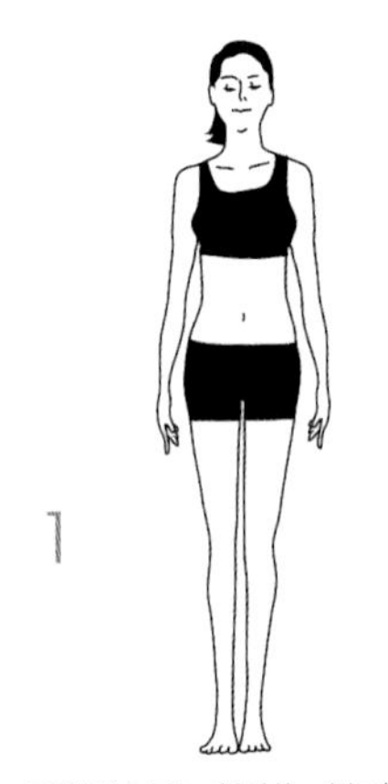

1

两脚并拢，放松、站直。

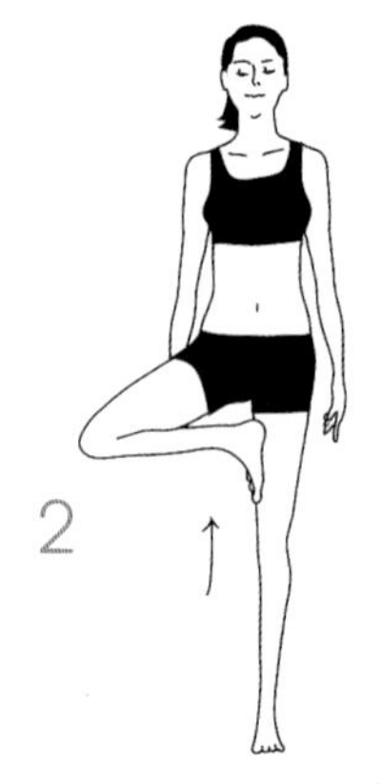

2

右脚抬起，脚底贴着左大腿内侧，脚跟在舒适的范围内靠近腹股沟，脚趾朝下。保持髋部朝向正前方，右膝朝着右外侧。如果脚跟无法靠近腹股沟，可以贴着膝盖。

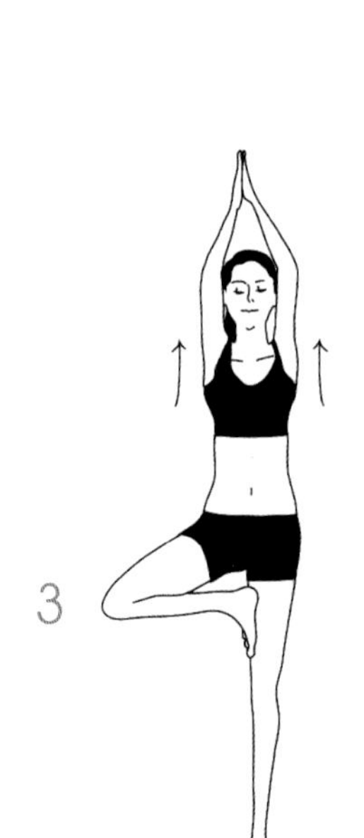

3

双手在胸前合掌，举过头顶，伸直。视线望向远方。调整呼吸，保持30秒。换左腿。

半月式

这一姿势能帮助减去腋下和腰部赘肉。多加练习，可以增强身体柔韧性，打造小蛮腰。

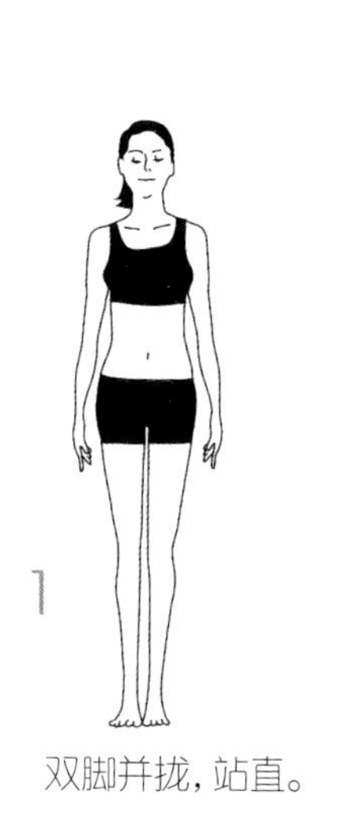

双脚并拢，站直。

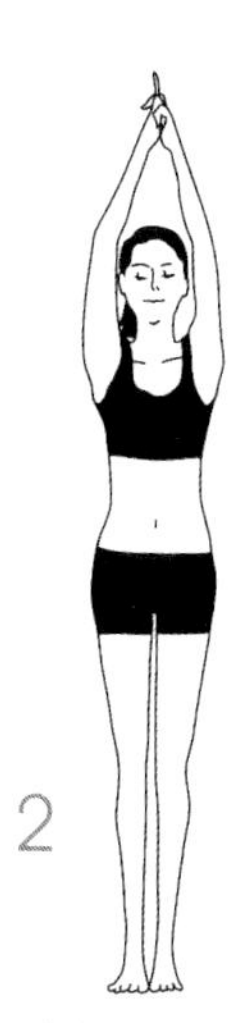

吸气，食指自然伸直，其余四指交叉握紧。双臂举过头顶。

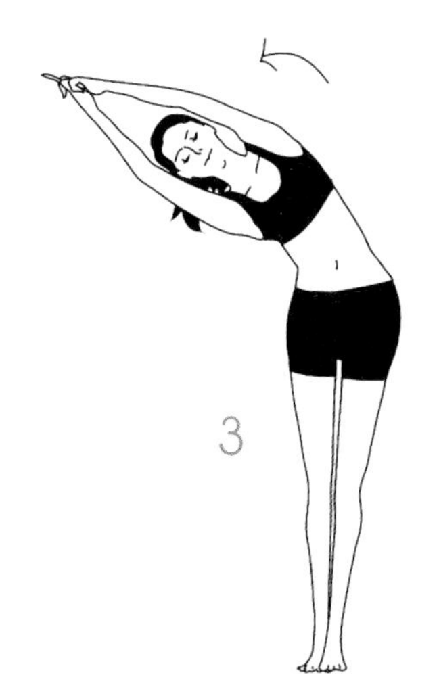

呼气，上身向右侧最大程度倾斜，直至感觉左侧腰线有拉扯感。髋部向左顶，保持身体直线，不向后翘臀，保持20秒。换方向做。

颈部

白领、学生颈部酸痛的现象较普遍，被称为“乌龟颈”。这称谓来源于长时间久坐，低头向下看，肩部向前伸，突出的样子和乌龟有些相似。

挺直腰背，靠在椅背上，在腰和椅背中间的位置上放进一个拳头，保持住。放松神经，前—后—左—右地转动脖子，反复几组。

注意不要像为了完成任务一样，飞快地做完，应该慢慢地感受拉伸的过程。

肩部

多用手和臂的你是不是只要一累就容易觉得肩膀特别疼，特别容易感觉到累呢？这是因为平时你肩部的肌肉一直处于紧张的状态，需要好好地放松一下了。

坐好，双臂自然下垂，靠在身体两侧，前后各晃2遍，放松肩部肌肉。

伸出右臂，放在头顶，指尖朝下，摸左耳。

伸出左臂，贴在右臂上，摸右手手肘部。

保持10秒，换手。

腰部

伸展腰部最简单的办法就是站起来，左右两边扭腰、弯腰。但是工作或者学习时，可能没法离开椅子，这时，就想要有能在椅子上完成的腰部伸展运动啦。

保持坐姿，双腿并拢，挺直腰杆，双手同时抓住左侧椅子扶手，同时身体向左侧扭曲。下半身保持不动，想象着拧毛巾的姿势进行扭动，再换方向即可。

做腰部伸展运动时最重要的一点是一定要挺直腰背和脊柱。下面这一动作可以帮助挺直腰背。

双手在背后交叉握紧，手指关节向前，伸直手臂，胸向前挺出，感觉到背部在拉伸。保持5秒钟，重复3~5次。

腿部

腿部可以随时按摩，以消除浮肿，帮助血液循环。习惯穿高跟鞋的女性，为了健康，更应该多按摩腿部。入睡前，可以边看电视，边给小腿按摩。

还有一个好办法就是抬腿训练。

坐在椅子上，握住扶手，双腿并拢。两腿伸直，抬高到水平位置，保持5秒后，慢慢放下，重复3~4次。

脚踝

纤细性感的脚踝是每个女性的梦想。这一切，通过运动将不再是梦！

脚踝伸直运动和腿部伸直运动类似，坐在椅子上，双腿并拢，伸直，脚尖着地，向前绷直脚背，再勾回，反复多次即可。这一运动既有利于缓解脚踝的紧箍感，又能帮助拉伸小腿神经。

集中消灭腹部赘肉和腰间赘肉，打造美丽马甲线的三部曲

仰卧起坐

仰卧起坐是最常见的腹部拉伸运动，正因为非常简单，许多人都不是用腹部力量，而是借助上身的力量完成。其实这是错误的。

平躺在垫子上，屈膝，两腿并拢。没有人帮助固定时，可以勾住家里的椅子固定，或者直接开始运动。

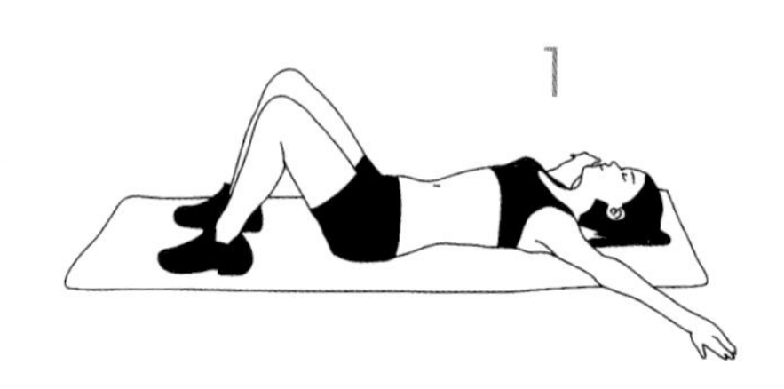

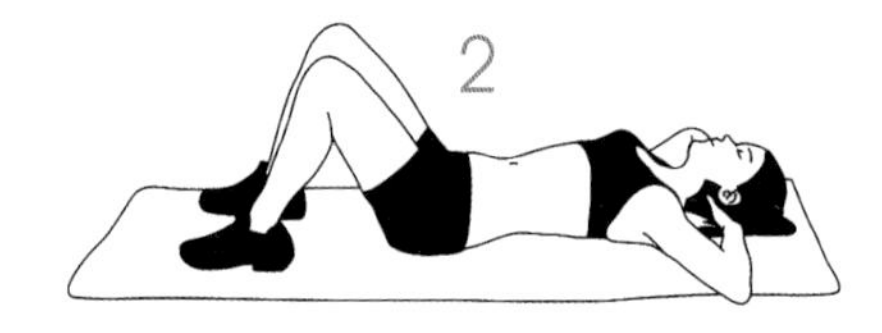

手掌不要死死托住后脑勺，轻轻碰住，不要给头部施力，或者轻轻扶住耳朵也行。

借用腹部的力量，吐气，抬起上身，吸气，身体缓缓放下，吐气。即使起不来也没关系，用力试了就好。每组15个，做3组。

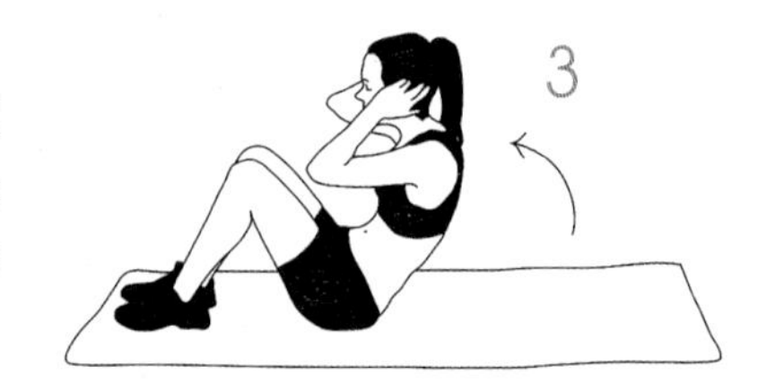

仰卧抬腿

这组动作对平时缺乏锻炼和肥胖度高的人来说有一定难度，不过坚持一周，就能慢慢熟练，看到效果。

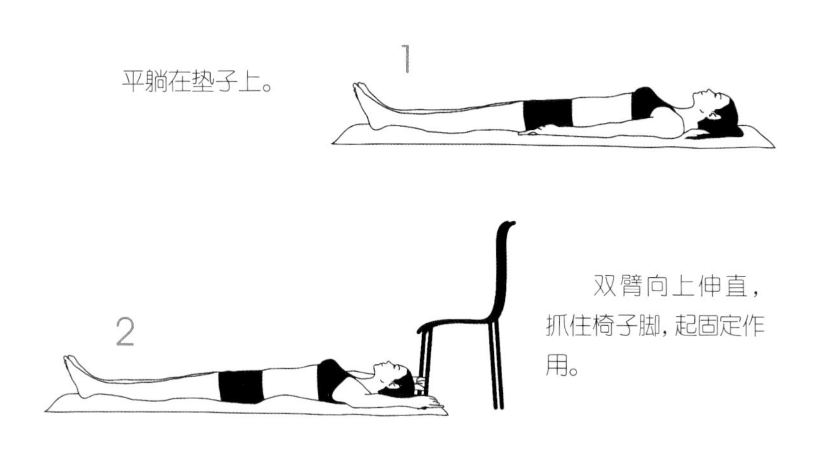

平躺在垫子上。

双臂向上伸直，抓住椅子脚，起固定作用。

3

双腿并拢，不留缝隙，一次性抬起，和身体呈90度，放下时不要着地，再重复向上抬的动作。每组15个，做3组。

巧用哑铃，消除腰侧赘肉

瘦腹成功以后，消除腰侧赘肉更显得尤为重要了。三部曲的最后一步是利用哑铃，消除腰侧赘肉的运动方法。

家里有全身镜的话，边观察自己的动作边做会有更好的效果。

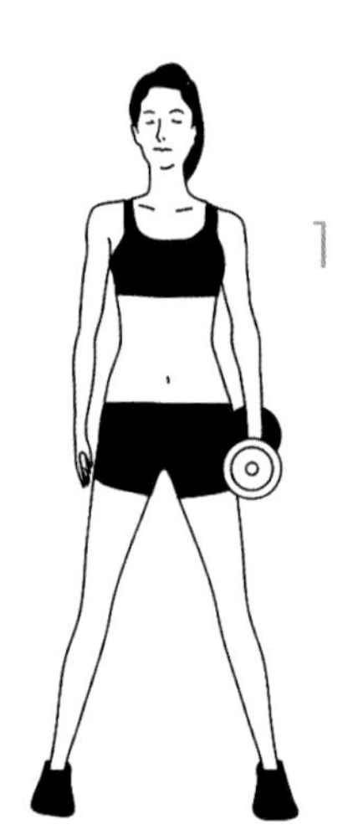

1

两腿分开站好，与肩同宽。左手握住哑铃，以1~1.5kg为佳。

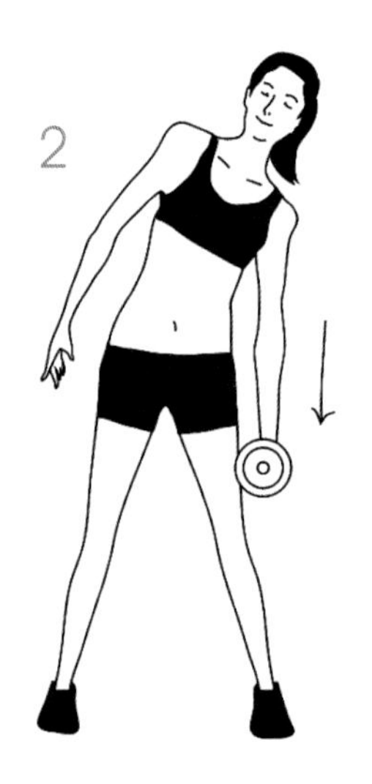

2

保持上身腰背挺直状态，下身不动，上身借助哑铃的力量，向左倾斜。注意髋部和臀部不能突出是这组动作的重点。每组10个，做3组。

可以成为运动的小习惯

1. 平时坐地铁、公交车的人们，请多走一站路

“每天上班上学都那么累了，我干嘛要自找苦吃啊？”，你如果这么想的话就错了。刚开始可能会有点辛苦，难坚持，时间一长就能成为习惯，身体也会愈发健康。现代人的病都是坐出来的病。因此要带着“能站着就不要坐着，能走就不要站着”的心理动起来！不要抱怨“我为什么要突然做这种没做过的东西啊”，做着做着你就会在不知不觉间爱上它。

2. 勤走楼梯，而不是只乘电梯

上下楼梯的运动效果可比走路和跑步都要好！不仅上下楼梯，登山也比一般运动来得有效果。这话的意思是：相比平时的运动，往高处走更能帮助我们减肥。不过这事可不如说的那么简单。高层建筑的话没办法避免乘电梯，如果是3~5楼的话，还是尽最大努力走楼梯上楼吧。不过需要注意的是，下楼比上楼更容易损伤脚踝，需要注意速度，小心为上。

3. 挺胸收腹，可以和大肚腩说byebye

姿势不对的话，腹部很容易呈放松和凸出状态，容易弯腰驼背。这时，我们需要挺胸收腹，自然地挺直腰杆和脊柱。最初容易感觉不适又恢复原状，但是想到可以消除大肚腩，你还不打起十二分精神来吗？

4. 吃完别着急躺下，先去散个步

肥胖患者中经常出现逆向食管炎。虽然发病原因有很多，但其中一条一定是，吃完东西立刻就躺下的毛病。如果你有这一恶习，请立刻改掉！在食物消化完之前，它只会让你消化不良，堆积脂肪而已。

如果你有躺着的时间，还不如拿出10分钟去外面散散步，帮助肠胃消化。把吃完饭立刻坐下或躺下改成在小区内散散步，是一件非常有意义和非常有必要的事情。

5. 生活用具巧变健身器材

健身器材不只在健身房和瑜伽馆有，也存在于千万家庭里。如果早晨你从家里拿出一瓶矿泉水，那么你就可以把它当成哑铃，利用它运动一整天。既补充了水分，又运动了身体，可谓一举两得。还有一件好东西是毛巾，利用它，你可以在睡前充分运动，方法也多样，挑你最熟练拿手的就行。没必要买昂贵的健身器材，巧用身边的生活用品就可以达到同样的目的，既经济又环保。

图书在版编目（C I P）数据

水喝对了自然瘦 / 韩国五嘉茶韩方茶研究所著 ; 李嘉文译. -- 2版.
-- 长沙 : 湖南科学技术出版社, 2014.5
ISBN 978-7-5357-8136-9
Ⅰ. ①水… Ⅱ. ①韩… ②李… Ⅲ. ①饮用水－保健－
基本知识②减肥－方法 Ⅳ. ①R161
中国版本图书馆CIP数据核字(2014)第091215号

水喝对了自然瘦

著　　者：韩国五嘉茶韩方茶研究所
译　　者：李嘉文
责任编辑：杨　旻　李文瑶　周　妍
出版发行：湖南科学技术出版社
社　　址：长沙市湘雅路276号
　　　　　http://www.hnstp.com
印　　刷：长沙超峰印刷有限公司
　　　　　（印装质量问题请直接与本厂联系）
厂　　址：宁乡县金洲新区泉洲北路100号
邮　　编：410600
出版日期：2014年6月第1版第1次
开　　本：710mm×1000mm　1/16
印　　张：8.5
插　　页：12
字　　数：200000
书　　号：ISBN 978-7-5357-8136-9
定　　价：38.00元